临床常见管道固定技术

主　审　霍孝蓉　陈　雁
主　编　苏云艳　陈　璐
副主编　李　萍　蔡志敏　陶　金　张　驰
编　委　（按姓氏拼音排序）
　　　　柏如静　崔梦娇　狄恒丹　凡银银
　　　　金春燕　康珍珍　沈艳婷　吴海燕
　　　　徐　莹　许丹丹　杨　雯　姚婉君
　　　　殷柳梅　张蒙蒙　朱　薇

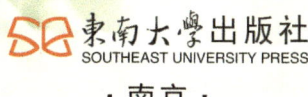

·南京·

内容简介

管道是临床诊断和治疗疾病的重要工具,随着医学发展以及新技术的应用,临床管道种类不断丰富,本书对如何固定临床常见各种管道做了详细介绍,目的在于规范管道固定位置、方法等,有效预防非计划拔管,保障各种治疗规范进行。本书就临床常见的34种管道固定技术操作流程以及注意事项进行详细阐述,图文并茂,并附视频提供观看,利于理解和掌握,有较强实用性,为广大临床护理工作者提供护理实践参考。

图书在版编目(CIP)数据

临床常见管道固定技术 / 苏云艳,陈璐主编.
南京:东南大学出版社,2025.6. -- ISBN 978-7-5766-1920-1
Ⅰ.R473
中国国家版本馆 CIP 数据核字第 20254LK354 号

责任编辑:张　慧　　责任校对:子雪莲　　封面设计:毕　真　　责任印制:周荣虎

临床常见管道固定技术
Linchuang Changjian Guandao Guding Jishu

主　　编	苏云艳　陈　璐
出版发行	东南大学出版社
社　　址	南京四牌楼 2 号　邮编:210096
出 版 人	白云飞
网　　址	http://www.seupress.com
电子邮箱	press@seupress.com
经　　销	全国各地新华书店
印　　刷	广东虎彩云印刷有限公司
开　　本	700mm×1 000mm　1/16
印　　张	7.25
字　　数	120 千字
版　　次	2025 年 6 月第 1 版
印　　次	2025 年 6 月第 1 次印刷
书　　号	ISBN 978-7-5766-1920-1
定　　价	60.00 元

本社图书若有印装质量问题,请直接与营销部调换。电话(传真):025-83791830

前　言

临床上管道对于抢救患者生命和维持健康具有重要意义,随着医学发展以及新技术、新材料的不断出现,不同种类、作用、规格、材质的管道在临床广泛应用。护理人员作为管道护理的观察者和直接执行者,在整个过程中始终处于第一线。管道的有效维护和安全管理是否规范,将直接影响患者的安全及治疗效果,也会影响到护理质量。如何有效地指导护理人员按照相关规范开展护理实践,提高临床护士对管道的管理质量,是编者不断探索和改进的目标。

有效固定是管道安全管理中的一个重要环节,目前关于临床管道固定规范,只见于部分文献和报道中,没有相对完整、规范的文本。为此,我们组织多位资深临床护理人员、护理管理者以及临床护理教学人员,以循证为基础,结合临床实践经验编写本书。本书针对34种临床常见的管道,详细介绍管道固定规范,阐明固定位置、方法以及注意事项,文字配合图片,并附技术操作视频,易于掌握,是一本临床护理人员可以参考的实用管道护理工具书。

来自南京大学医学院附属鼓楼医院临床经验丰富的护理人员20余人参与了本书的编写与审核,所有编著者为本书倾注了大量的时间和精力,在此深表谢意。由于编写水平所限,书中难免存在不足或疏漏之处,敬请广大读者斧正!

编　者

2025年3月

目　录

1. 经口气管插管固定技术 ……………………………………… 1
2. 气管切开导管固定技术 ……………………………………… 4
3. 鼻胃(肠)管固定技术 ………………………………………… 7
4. 留置导尿管固定技术 ………………………………………… 10
5. 耻骨上膀胱造瘘管固定技术 ………………………………… 13
6. 脑室引流管固定技术 ………………………………………… 16
7. 腰大池引流管固定技术 ……………………………………… 19
8. 胸腔闭式引流管固定技术 …………………………………… 22
9. 胸腔引流管固定技术 ………………………………………… 26
10. 心包引流管固定技术 ………………………………………… 29
11. 纵隔引流管固定技术 ………………………………………… 32
12. 腹腔引流管固定技术 ………………………………………… 35
13. 皮下引流管固定技术 ………………………………………… 38
14. 鼻胆管固定技术 ……………………………………………… 41
15. 胃造瘘管固定技术 …………………………………………… 44
16. 颈部引流管固定技术 ………………………………………… 46
17. T型管固定技术 ……………………………………………… 49
18. 盆腔引流管固定技术 ………………………………………… 53
19. 宫腔水囊引流管固定技术 …………………………………… 56
20. 动脉测压管固定技术 ………………………………………… 59
21. 主动脉内球囊反搏(IABP)管道固定技术 ………………… 63
22. 体外膜肺氧合(ECMO)管道固定技术 …………………… 66
23. 空肠造瘘管固定技术 ………………………………………… 69
24. PiCCO导管固定技术 ………………………………………… 72
25. Swan-Ganz导管固定技术 …………………………………… 75
26. 经皮肝穿刺胆道(PTCD)引流管固定技术 ………………… 78

27. 肠系膜上(脾)静脉导管固定技术 ················· 83
28. 胰腺囊肿(脓肿)引流管固定技术 ················· 86
29. 三腔二囊管固定技术 ··························· 90
30. 三腔喂养管固定技术 ··························· 94
31. 真空封闭引流(VSD)管固定技术 ················· 97
32. 血滤单针双腔导管固定技术 ····················· 100
33. 胸壁真空负压引流管固定技术 ··················· 102
34. 肾造瘘管固定技术 ····························· 106

1. 经口气管插管固定技术

一、适应证

适用于经口气管插管的固定,主要用于无法维持氧合或需进行气管插管行机械通气的患者。

二、固定技术操作流程

1. 导管固定前评估,关键点包括(见图 1-1):

（1）患者情况:意识、病情、合作程度。

（2）皮肤情况:患者口腔、面颊部、颈后部皮肤状况。

（3）导管情况:气管插管是否通畅;气管插管的类型、型号、深度等,气囊压力;牙垫有无损坏。

（4）呼吸机参数:通气模式、各参数值及波形。

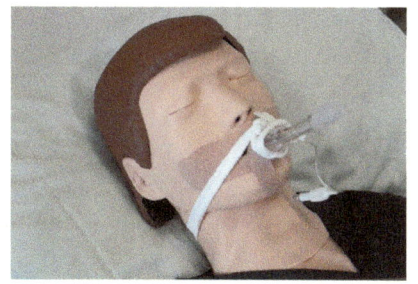

图 1-1　气管插管正常固定状态

2. 固定气管插管,关键技术包括:一人"OE 手法"始终固定气管插管;另一人放置牙垫,进行皮肤保护后使用胶布固定,再使用盘带固定(见图 1-2)。

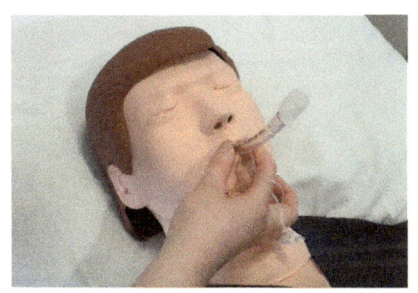

（1）一人"OE 手法"始终固定气管插管（拇指、食指扶住气管插管,其余三指托于患者颌下）

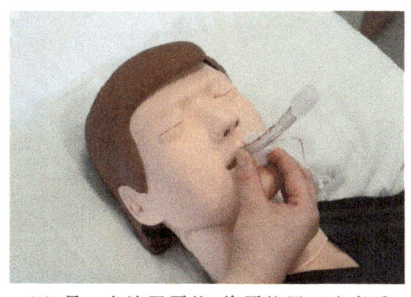

（2）另一人放置牙垫,将牙垫置于患者舌面上,气囊置于气管插管与牙垫凹槽之间

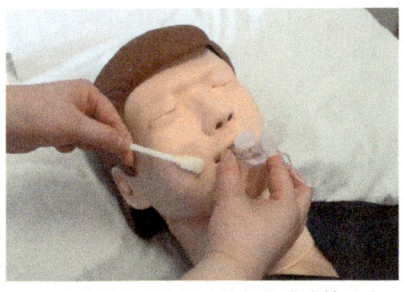
（3）胶布固定前使用皮肤保护膜涂抹胶布粘贴处皮肤

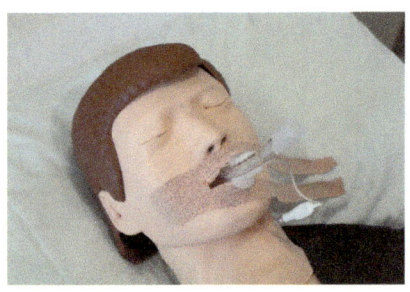
（4）使用U型胶布(30 cm×4 cm)将牙垫与气管插管缠绕

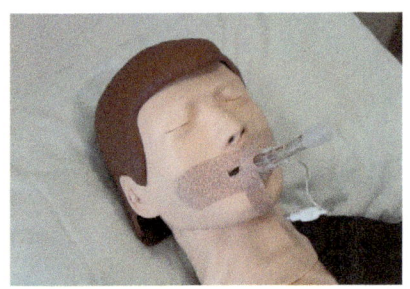
（5）两端"C"形固定于患者面部

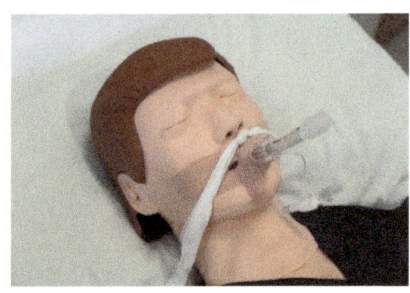
（6）颈后盘带固定位置垫减压贴，将盘带绕过颈后，两端对齐，在牙垫上方打结

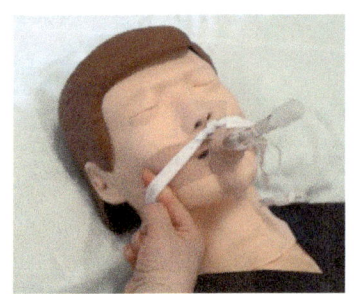
（7）松紧以一侧容一指为宜

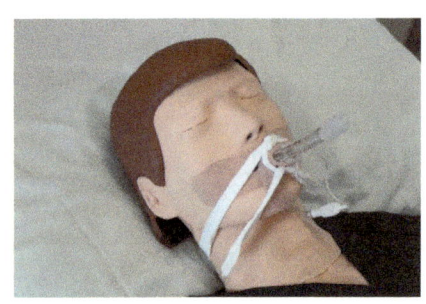
（8）绕至牙垫下方打结

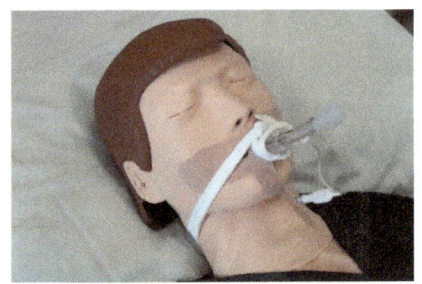
（9）再绕至插管上方打结

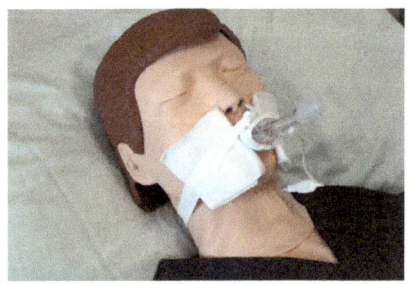
（10）两侧口角处各垫一块纱布

图1-2　气管插管固定流程

3. 调节气囊压力:维持气囊压力在 25～30 cmH₂O(见图 1-3)。

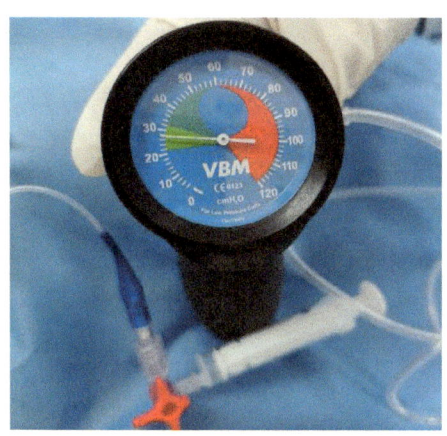

图 1-3　调整气囊压力

三、注意事项

1. 保持有效固定,防止导管移位或脱出,每班观察并记录气管插管置入深度,根据患者病情给予保护性约束,防止非计划拔管。

2. 保持气管导管通畅,密切观察呼吸机各项参数变化、患者意识、呼吸频率和幅度、呼吸类型和胸廓活动度,每 6～8 h 监测气囊压力 1 次,气囊压力维持在 25～30 cmH₂O。

3. 每 24 小时更换胶布及固定带,潮湿、松动、污染时及时更换。

4. 如患者牙齿松动应及时拴线固定,缺牙、无牙齿的患者可用纱布包裹牙垫或纱布卷替代牙垫,减轻对牙龈的损伤。

四、参考文献

[1] 王哲芸,杨燕,王岩,等.心脏外科患者加速康复气道管理方案的制订与应用研究[J].中华护理杂志,2020,55(11):1605-1611.

[2] 多学科围手术期气道管理专家共识(2016 年版)专家组.多学科围手术期气道管理专家共识(2016 年版)[J].中国胸心血管外科临床杂志,2016,23(7):641-645.

[3] 中华医学会呼吸病学分会呼吸治疗学组.人工气道气囊的管理专家共识(2014 年版)[J].中华结核和呼吸杂志,2014,37(11):816-819.

2. 气管切开导管固定技术

一、适应证

适用于气管切开导管的固定，主要用于切开颈段气管前壁置入气管切开导管，以建立新的人工通道的患者。

二、固定技术操作流程

1. 导管固定前评估，关键点包括（见图 2-1）：

(1) 患者情况：意识、病情、合作程度。

(2) 皮肤情况：气管切开部位及颈周皮肤状况。

(3) 导管情况：气管切开导管是否在位、通畅；气管切开导管的类型、型号等，气囊压力。

(4) 呼吸机参数：通气模式、各参数值及波形。

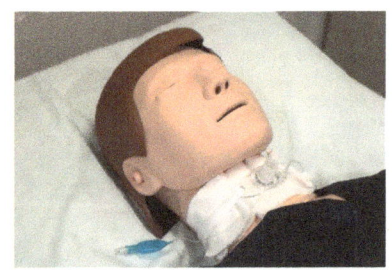

图 2-1　气管切开导管正常固定状态

2. 固定气管切开导管，关键技术包括盘带固定气管切开导管（见图 2-2）。

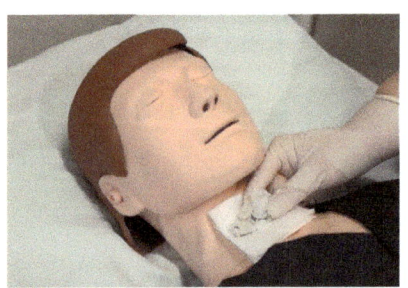

(1) 固定气管切开导管，一人固定气管切开导管，另一人去除已污染的固定带；观察切口有无红肿、渗血、分泌物，颈部皮肤有无破损、皮下气肿

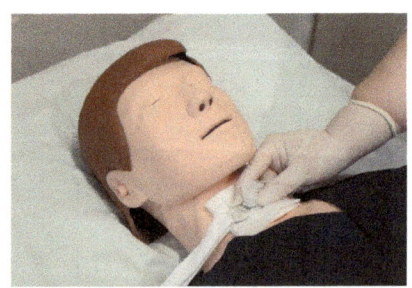

(2) 颈后盘带固定位置垫减压贴，将盘带穿过气管切开导管一侧固定孔，对折两端对齐

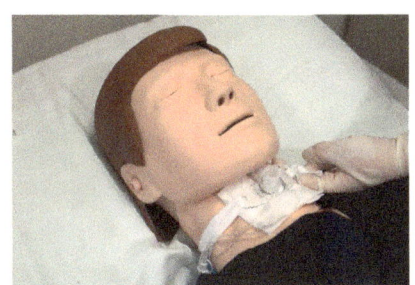

(3) 双层绕过颈后,一端穿过气管切开导管另一侧固定孔,在颈侧距固定孔 5 cm 处与另一端打结,松紧以一侧容一指为宜

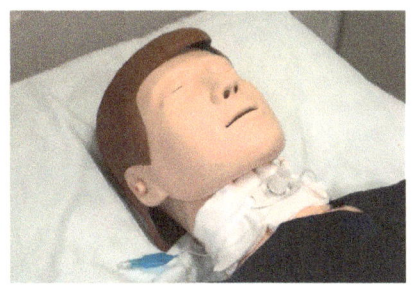

(4) 固定好后剪去多余盘带,于气管切开导管两侧翼部各垫一块纱布

图 2-2　气管切开导管固定流程

3. 调整气囊压力:气囊压力维持在 25～30 cmH$_2$O(见图 2-3)。

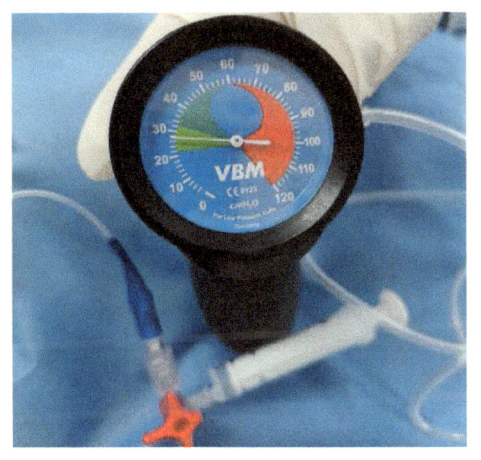

图 2-3　调整气囊压力

三、注意事项

1. 保持有效固定,每班观察并记录气管切开导管固定情况,根据患者病情给予保护性约束,防止非计划拔管。

2. 保持气管切开导管通畅,密切观察呼吸机各项参数变化,患者意识、呼吸频率和幅度、呼吸类型和胸廓活动度,每 6～8 h 监测气囊压力 1 次,气囊压力维持在 25～30 cmH$_2$O。

3. 每周两次更换固定带,潮湿、松动、污染时需及时更换。

四、参考文献

[1] 马玉平,罗祖金,朱剑,等.1例气管食管瘘患者气管节段切除术后人工气道的管理[J].中华护理杂志,2018,53(2):254-256.

[2] 多学科围手术期气道管理专家共识(2016年版)专家组.多学科围手术期气道管理专家共识(2016年版)[J].中国胸心血管外科临床杂志,2016,23(7):641-645.

[3] 中华医学会呼吸病学分会呼吸治疗学组.人工气道气囊的管理专家共识(2014年版)[J].中华结核和呼吸杂志,2014,37(11):816-819.

3. 鼻胃（肠）管固定技术

一、适应证

适用于留置鼻胃（肠）管的固定，主要用于胃肠减压、经鼻胃（肠）管给药及肠内营养、各种原因需要洗胃的患者。

二、固定技术操作流程

1. 管道固定前评估，关键点包括（见图3-1）：

（1）患者意识、病情、合作程度。

（2）皮肤状况：管道留置侧鼻腔、鼻翼及脸颊皮肤有无压红或破溃。

（3）置入鼻胃（肠）管状况：置入刻度是否准确；鼻胃（肠）管弧度是否自然，有无压迫鼻翼；管道是否在位、通畅。

2. 固定鼻胃（肠）管管道，关键技术包括：鼻翼处使用第1条胶布进行倒"Y"形固定，面颊部使用第2条胶布进行高举平台法"Ω"形固定（见图3-2）。

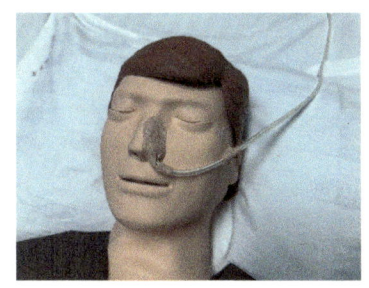

图3-1 鼻胃（肠）管正常固定状态

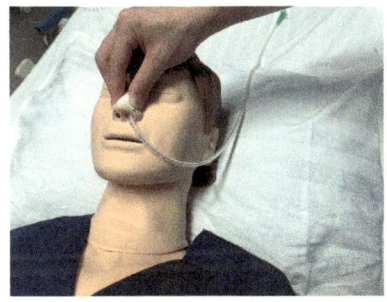

（1）用酒精棉片清洁鼻翼部、面部及耳后附近皮肤

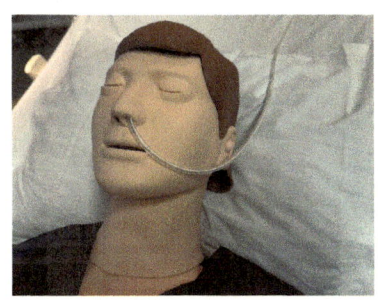

（2）调整鼻胃（肠）管弧度。要求弧度自然，不压迫鼻翼

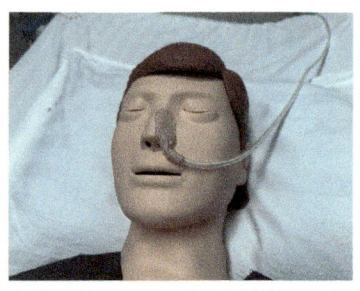
（3）鼻翼处使用第 1 条胶布进行倒"Y"形固定

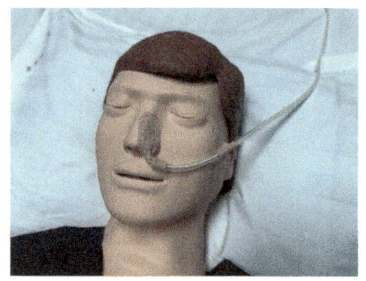
（4）面颊部使用第 2 条胶布进行高举平台法"Ω"形固定

图 3-2　鼻胃（肠）管固定流程

3. 管道标识：在距管道外端口 5 cm 处粘贴管道标识，注明管道名称、日期、置入刻度等并签全名（见图 3-3）。

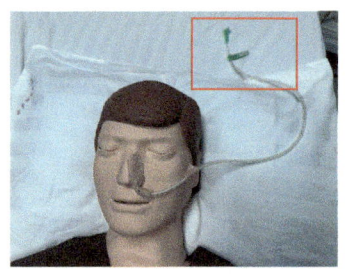
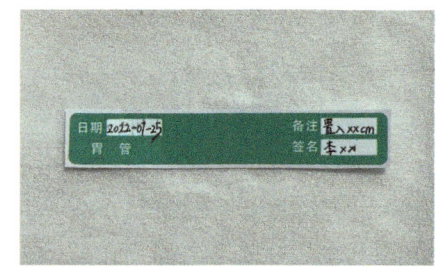

图 3-3　管道标识距管道外端口 5 cm

三、注意事项

1. 保持有效固定，防止非计划拔管。
2. 固定装置根据敷料材质定期更换，潮湿、松动、污染时及时更换。
3. 患者下床活动时，鼻胃（肠）管应妥善固定，避免牵拉。

四、参考文献

［1］石汉平，刘明，江华.中国成年患者营养治疗通路指南［M］.北京：人民卫生出版社，2022：150.

［2］中华护理学会.成人鼻肠管的留置与维护：T/CNAS　20—2021［S］.北京：中华护理学会，2021.

［3］吴莉莉，吴诺一.重症急性胰腺炎患者鼻肠管固定方法的改良及应

用[J].中华护理杂志,2018,53(10):1279-1280.

[4] 胡延秋,程云,王银云,等.成人经鼻胃管喂养临床实践指南的构建[J].中华护理杂志,2016,51(2):133-140,128.

4. 留置导尿管固定技术

一、适应证

适用于留置导尿管的固定,主要用于有尿潴留、尿失禁、会阴损伤、昏迷、休克或危重抢救时,予留置导尿的患者。

二、固定技术操作流程

1. 管道固定前评估,关键点包括(见图4-1):

(1) 患者意识、病情、合作程度。

(2) 大腿侧皮肤情况,尿道口有无渗血、渗尿。

(3) 导尿管外露长度、通畅程度。

(4) 引流液颜色、量和性质。

(5) 导尿管固定装置情况:有无污染、潮湿及松脱等。

2. 固定留置导尿管,关键技术包括:固定尿管于一侧大腿,在尿道口与固定装置之间预留适宜的长度,避开伤口及瘢痕皱褶处,使用体表导管固定装置进行二次固定(见图4-2)。

图4-1 留置导尿管正常固定状态

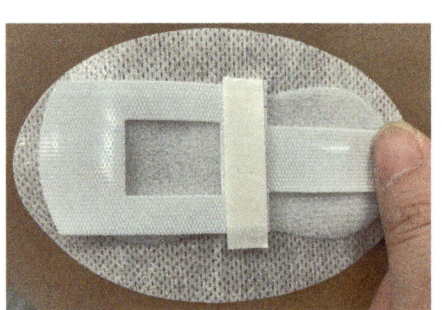

(1) 清洁皮肤后,将固定贴粘于皮肤上

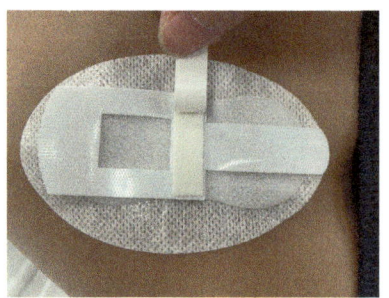

(2) 撕开中间的贴纸

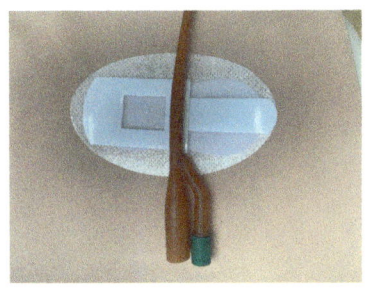
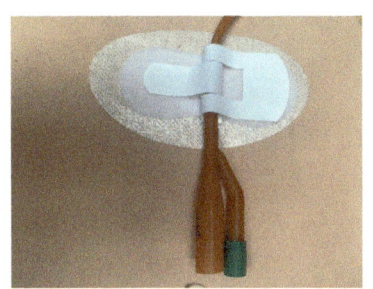

（3）采用高举平台法将尿管分叉处上方粘贴于导管固定贴上

（4）将导管固定器双侧交叉，包裹尿管，轻拉管道检查牢靠程度

图 4-2　留置导尿管固定流程

3. 管道标识：在导尿管 Y 型接头气囊端贴上标识，注明管道名称、日期、外露刻度等并签全名（见图 4-3）。

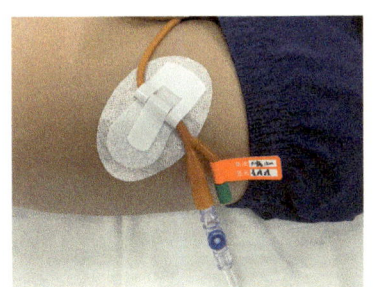
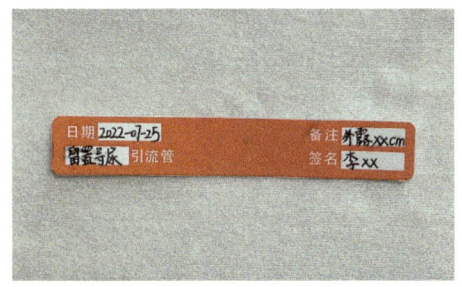

图 4-3　导尿管 Y 型接头气囊端贴上标识

4. 固定引流袋：注明管道名称、引流袋使用起始时间与失效时间。保持引流袋低于膀胱水平（见图 4-4），避免接触地面。患者离床活动时，导尿管及引流袋应妥善安置。搬运时夹闭导尿管，防止尿液逆流。

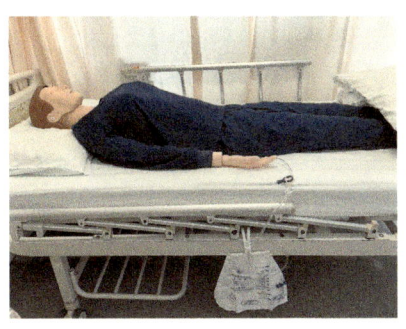
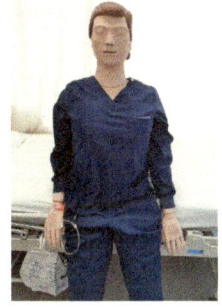

图 4-4　引流袋低于膀胱水平

三、注意事项

1. 保持有效固定,防止非计划拔管。
2. 固定装置根据敷料材质定期更换,潮湿、松动、污染时及时更换。
3. 保持有效引流,改善相关症状。

四、参考文献

［1］郭应禄,那彦群,叶章群,等.中国泌尿外科和男科疾病诊断治疗指南(2019版)[M].北京:科学出版社,2020:814-815.

［2］陈丽娟,孙林利,刘丽红,等.2019版《压疮/压力性损伤的预防和治疗:临床实践指南》解读[J].护理学杂志,2020,35(13):41-43.

［3］于书慧,王为,车新艳,等.泌尿外科患者短期留置导尿管的循证护理研究[J].护理学杂志,2020,35(17):97-101.

5. 耻骨上膀胱造瘘管固定技术

一、适应证

适用于耻骨上膀胱造瘘管的固定，主要用于解除尿潴留或促进下尿路手术后尿路愈合，予留置耻骨上膀胱造瘘管的患者。

二、固定技术操作流程

1. 管道固定前评估，关键点包括（见图5-1）：
(1) 患者意识、病情、合作程度。
(2) 膀胱造瘘管口周围皮肤情况：有无红肿、渗液等。
(3) 造瘘管外露长度、通畅程度。
(4) 引流液颜色、量和性质。
(5) 导尿管固定装置情况：有无污染、潮湿及松脱等。

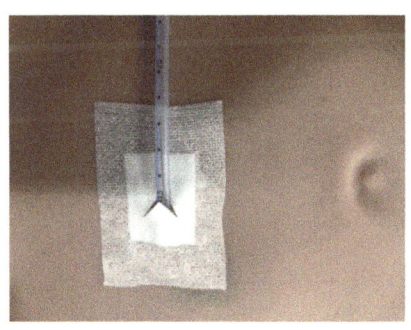 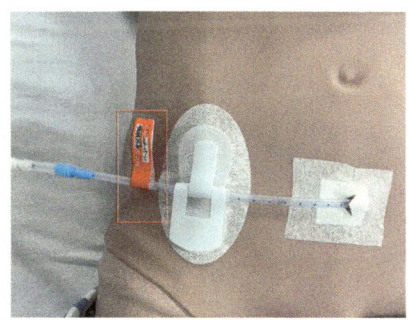

图 5-1 耻骨上膀胱造瘘管正常固定状态

2. 固定耻骨上膀胱造瘘管，关键技术包括：在造瘘口与固定装置之间预留适宜的长度，形成最佳引流弧度，以便患者活动。导管固定器粘贴于距离造瘘口 10~15 cm 处，避开伤口及瘢痕皱褶处，使用体表导管固定装置进行二次固定（见图 5-2）。

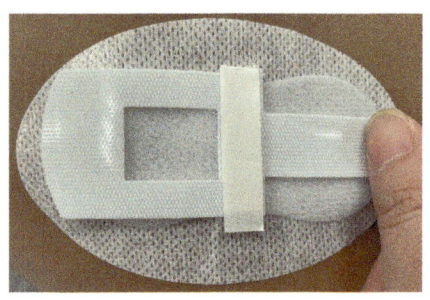
（1）清洁皮肤后，将固定贴粘于皮肤上

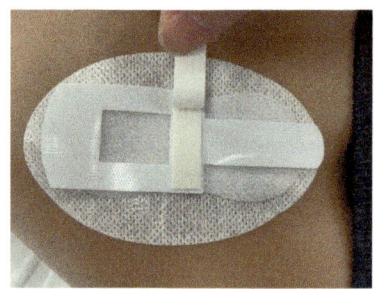
（2）撕开中间的贴纸

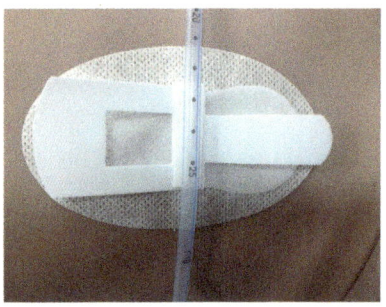
（3）采用高举平台法，将引流管外留适宜长度后粘在固定贴上

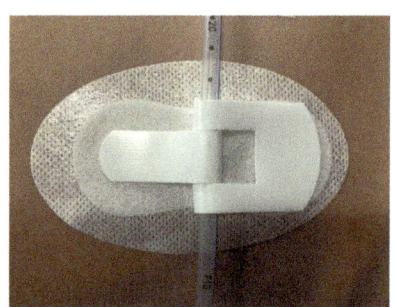
（4）将导管固定器双侧交叉，包裹引流管，轻拉管道检查牢靠程度

图 5-2　耻骨上膀胱造瘘管固定流程

3. 管道标识：距管道外端口 5 cm 处粘贴管道标识，注明管道名称、日期、外露刻度等并签全名（见图 5-3）。

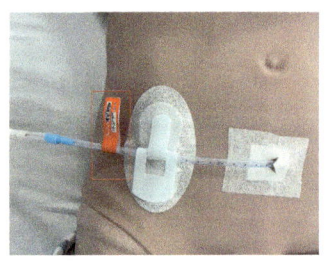
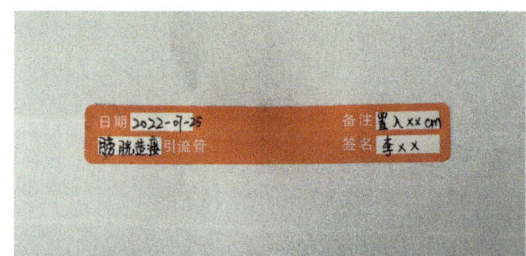

图 5-3　管道标识距管道外端口 5 cm

4. 固定引流袋：注明管道名称、引流袋使用起始时间与失效时间；保持引流袋低于膀胱水平（见图 5-4），避免接触地面；患者离床活动时，引流管及引流袋应妥善安置；搬运时夹闭膀胱造瘘管，防止尿液逆流。

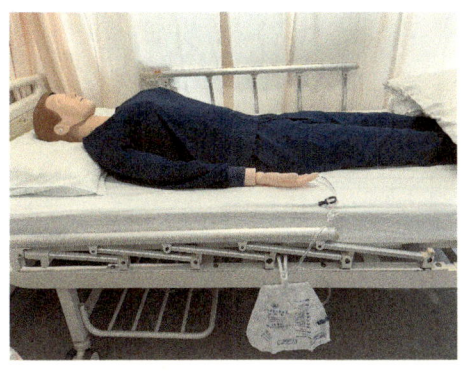
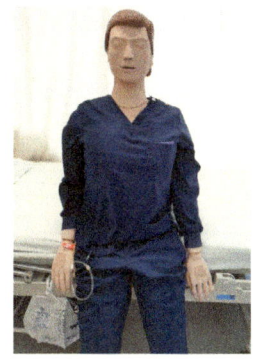

图 5-4　引流袋低于膀胱水平

三、注意事项

1. 保持有效固定,防止非计划拔管。
2. 固定装置根据敷料材质定期更换,潮湿、松动、污染时及时更换。
3. 保持有效引流,改善相关症状。

四、参考文献

[1] 郭应禄,那彦群,叶章群,等.中国泌尿外科和男科疾病诊断治疗指南(2019版)[M].北京:科学出版社,2020:814-815.

[2] 姚丽,狄桂萍,肖磊.信息-动机-行为技巧模型在长期留置膀胱造瘘管患者护理中的应用[J].中华现代护理杂志,2019,25(17):2217-2220.

[3] 曹群朵.膀胱造瘘管固定装置:中国,211188728U[P].2020-08-07.

6. 脑室引流管固定技术

一、适应证

适用于脑室引流管的固定,主要用于脑积水、中枢神经系统感染、蛛网膜下腔出血等需行脑室引流的患者。

二、固定技术操作流程

1. 管道固定前评估,关键点包括(见图6-1):

(1) 管口处敷料情况:敷料是否完好、有无松脱等。

(2) 管口周围皮肤情况:有无红肿、渗液等。

(3) 脑室引流情况。①管道是否通畅:有无扭曲、折叠、受压及水柱波动。②引流液是否正常:正常脑脊液无色、清亮、透明,每天引流量一般不超过500 ml,多数全天引流量控制在200 ml左右,引流速度平均小于15~20 ml/h。

(4) 引流管固定装置情况:有无污染、潮湿及松脱等。

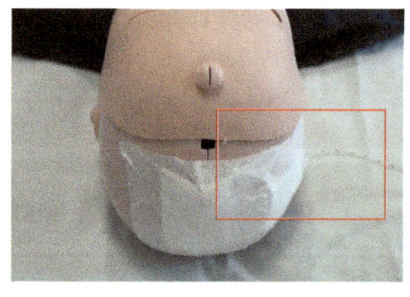 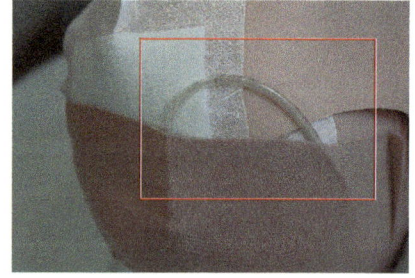

图6-1 脑室引流管正常固定状态　　图6-2 脑室引流管固定

2. 固定脑室引流管,关键技术包括:在距引流管口处约5~10 cm的位置,使用弹性敷料进行"U"形二次固定(见图6-2)。

3. 管道标识:在距管道外端口5~10 cm处粘贴管道标识,注明管道名称、日期、外露刻度等并签全名(见图6-3)。

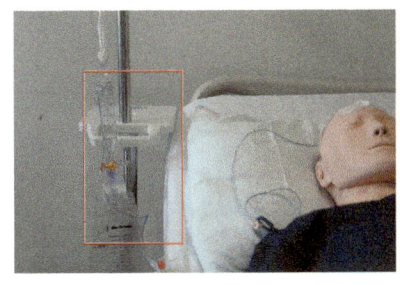 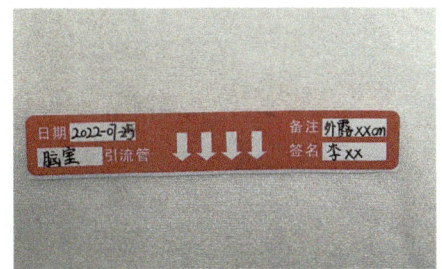

图 6-3 管道标识距管道外端口 5～10 cm

4. 固定引流瓶

(1) 引流瓶悬挂于床头,引流瓶瓶口高于切口平面,避免随意移动或更换位置(见图 6-4)。

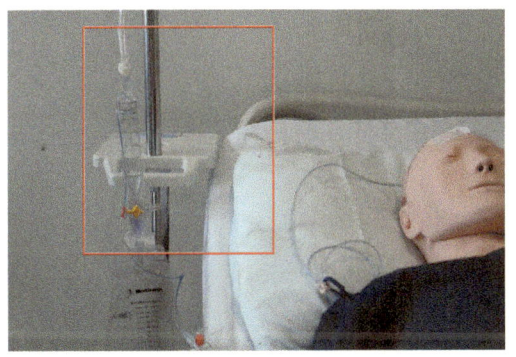

图 6-4 引流瓶出口高于侧脑室平面

(2) 一般引流瓶出口高于侧脑室平面 10～15 cm(平卧位:外眦与外耳道连线中点的水平面。侧卧位:正中矢状面)(图 6-5)。

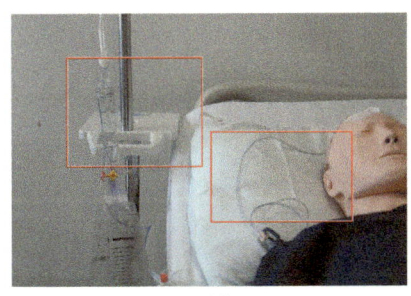 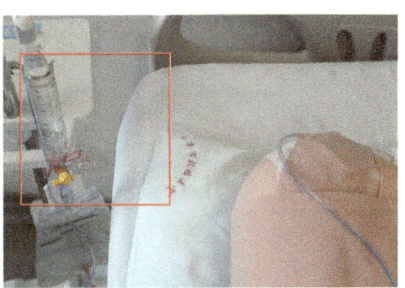

平卧位　　　　　　　　　　　　　侧卧位

图 6-5 脑室引流瓶摆放位置

三、注意事项

1. 保持有效固定,防止非计划性拔管。
2. 固定装置根据敷料材质定期更换,潮湿、松动、污染时及时更换。
3. 保持有效引流,改善相关症状。

四、参考文献

[1] 中华医学会神经外科分会,中国医师协会急诊医师分会,中华医学会神经病学分会脑血管病学组,等.高血压性脑出血中国多学科诊治指南[J].中华神经外科杂志,2020,36(8):757-770.

[2] 李乐之,路潜.外科护理学[M].7版.北京:人民卫生出版社,2021.

[3] 中华医学会神经外科学分会.神经外科脑脊液外引流中国专家共识(2018版).中华医学杂志,2018,98(21):1646-1649.

7. 腰大池引流管固定技术

一、适应证

适用于腰大池管道的固定,主要用于脑积水、蛛网膜下腔出血、颅内感染、动脉瘤破裂等需要行腰大池引流的患者。

二、固定技术操作流程

1. 管道固定前评估,关键点包括(见图 7-1):

(1) 管口处缝线情况:缝线是否完好,有无松脱等。

(2) 管口周围皮肤情况:有无红肿、渗液等。

(3) 腰大池引流情况。①管道是否通畅:有无扭曲、折叠、受压。②引流液流速是否正常:根据不同的病情控制不同的引流速度,一般 2~5 滴/min,约 10 ml/h,脑脊液漏、颅内感染时可引流偏多,蛛网膜下腔出血时可引流偏少。

(4) 引流管固定装置情况:有无污染、潮湿及松脱等。

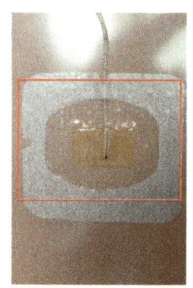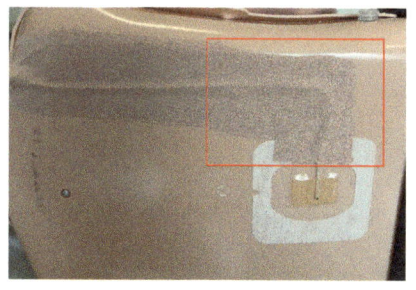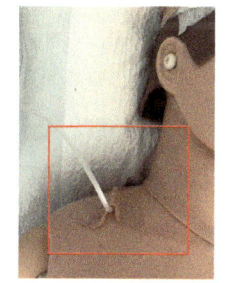

图 7-1 腰大池引流管正常固定状态　　图 7-2 腰大池引流管固定

2. 固定腰大池管,关键技术包括:用无菌抗菌敷料覆盖伤口后取一根柔性胶布(无张力)自穿刺口一直贴至肩峰处,将引流管延长管路部分沿着脊椎方向顺腋前线用柔性胶布采用高举平台法无张力固定至肩峰处(见图 7-2)。

3. 管道标识:在距管道外端口 5～10 cm 处粘贴管道标识,注明管道名称、日期、外露刻度等并签全名(见图 7-3)。

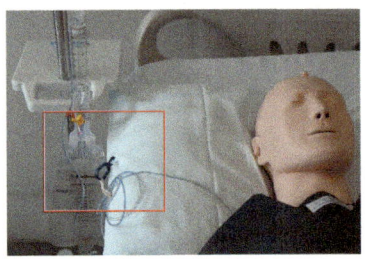
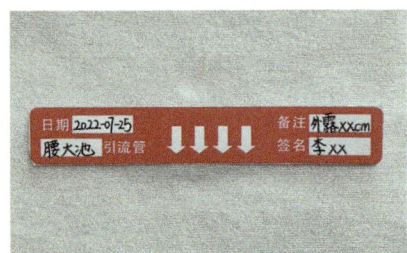

图 7-3　管道标识距管道外端口 5～10 cm

4. 固定引流瓶

(1) 引流袋悬挂于床头,避免随意移动或更换位置(见图 7-4)。

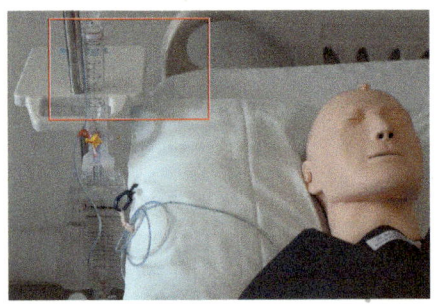

图 7-4　引流瓶放于床头

(2) 引流瓶出口平面高度一般根据患者病情及引流情况动态调节,首次引流时引流瓶可高于侧脑室平面 10～15 cm(平卧位:外眦与外耳道连线中点的水平面。侧卧位:正中矢状面)(见图 7-5),观察引流速度,后根据患者引流情况动态调节。

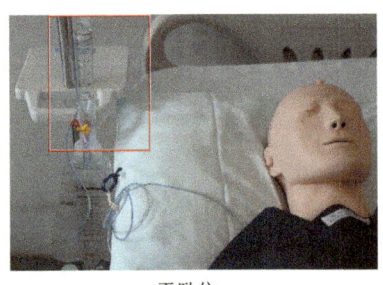
平卧位

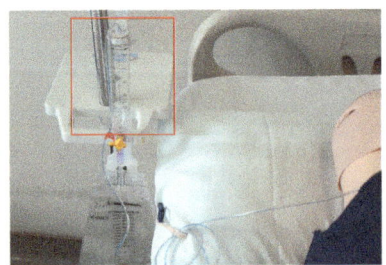
侧卧位

图 7-5　腰大池引流瓶摆放位置

三、注意事项

1. 保持有效固定，防止非计划性拔管。
2. 固定装置根据敷料材质定期更换，潮湿、松动、污染时及时更换。
3. 保持有效引流，改善相关症状。

四、参考文献

［1］脑血管病相关性正常颅压脑积水中国专家共识[J].中华医学杂志,2020,100(39):3049-3057.

［2］神经外科中枢神经系统感染诊治中国专家共识(2021版)[J].中华神经外科杂志,2021,37(1):2-15.

8. 胸腔闭式引流管固定技术

一、适应证

适用于胸腔闭式引流管的固定,主要用于气胸、血胸、脓胸、胸腔穿刺治疗后肺无法复张以及开胸术后行胸腔闭式引流的患者。

二、固定技术操作流程

1. 管道固定前评估,关键点包括(见图 8-1):

(1) 患者意识、病情、合作程度。

(2) 管口处缝线情况:缝线是否完好,有无松脱等。

(3) 管口周围皮肤情况:有无红肿、渗液、溃疡等。

(4) 胸腔闭式引流管状况。①引流管置入刻度。②管道是否密闭:保持连接处紧密,水封瓶长管没入水中 3~4 cm。③管道是否通畅:管道有无扭曲、折叠、受压,观察水封瓶长管中水柱波动情况。④引流液颜色、性状和引流量。

(5) 引流管固定装置情况:有无污染、潮湿及松脱等。

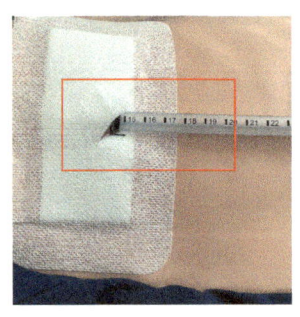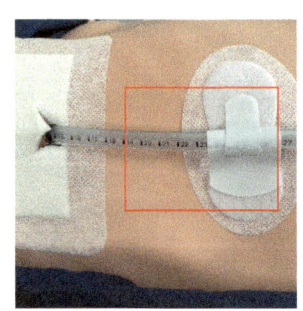

图 8-1　管口缝线及胸腔闭式引流管正常固定状态

2. 固定胸腔闭式引流管,关键技术包括:在引流管出口约 5~10 cm 位置处,避开切口敷料及疤痕皱褶处,使用体表导管固定装置进行二次固定(见图 8-2)。

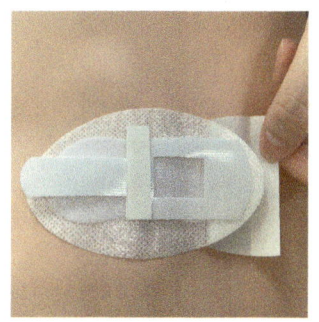
（1）清洁皮肤后，将固定贴粘于皮肤上

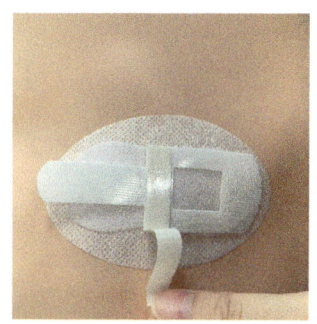
（2）撕开中间的贴纸

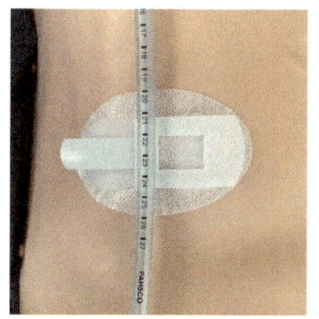
（3）采用高举平台法，将引流管外留适宜长度后粘在固定贴上

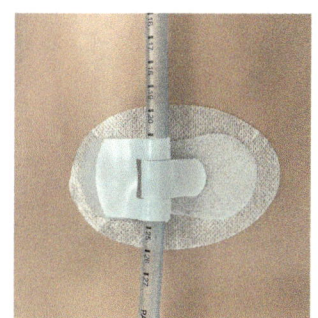
（4）粘贴导管固定器，防止引流管受压，同时轻拉引流管检查牢靠程度

图 8-2　胸腔闭式引流管固定流程

3. 管道标识：在距管道外端口 5 cm 处粘贴管道标识，注明管道名称、日期、置入刻度等并签全名（见图 8-3）。

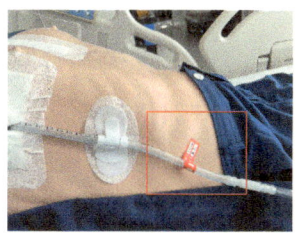 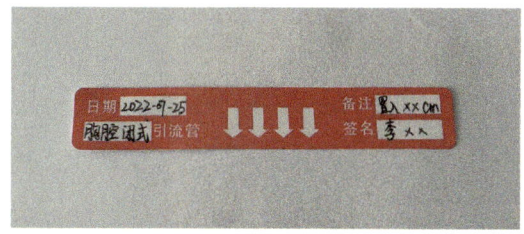

图 8-3　管道标识距管道外端口 5 cm

4. 固定水封瓶

（1）保持水封瓶位置低于胸壁引流口平面 60～100 cm，防止瓶内液体逆流进入胸腔，造成逆行感染（见图 8-4）。

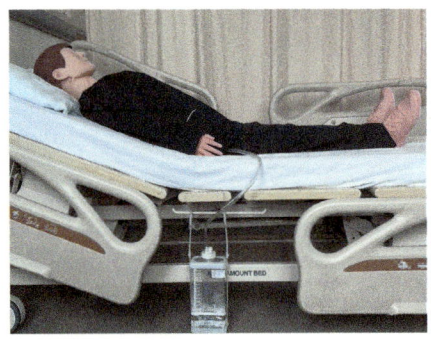
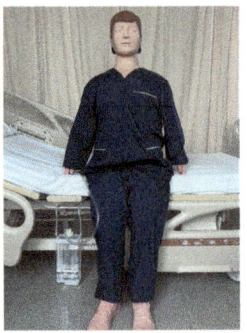

图 8-4　水封瓶位置低于胸壁引流口平面 60～100 cm

（2）水封瓶上标注管道名称、引流瓶使用起始时间与失效时间,水封瓶液面处贴胶布,胶布上端平液面处（见图 8-5）。

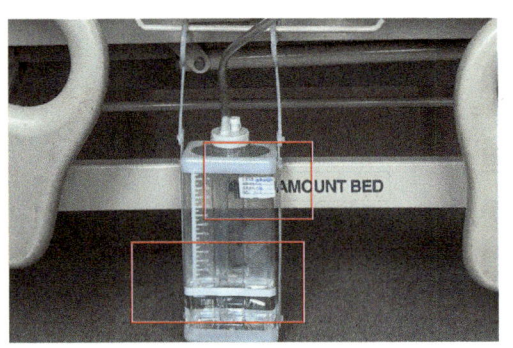

图 8-5　引流瓶标注起始时间与失效时间

（3）水封瓶始终保持直立,长管没入水中 3～4 cm。

三、注意事项

1. 保持有效固定,防止非计划拔管。
2. 固定装置根据敷料材质定期更换,潮湿、松动、污染时及时更换。
3. 保持管道密闭性,防止外界气体进入胸腔。

四、参考文献

［1］陈孝平,张英泽,兰平.外科学［M］.10 版.北京:人民卫生出版,2024.

［2］李乐之,路潜.外科护理学［M］.7 版.北京:人民卫生出版社,2021.

[3]魏莹莹,徐银铃,周金阳,等.成人胸腔闭式引流护理最佳证据总结及临床应用[J].护理研究,2021,35(12):2190-2194.

[4]吕芳芳,殷静静,杨丽娟.肺切除术后胸腔引流管管理的最佳证据总结[J].中华护理杂志,2020,55(5):773-779.

9. 胸腔引流管固定技术

一、适应证

适用于胸腔引流管的固定,主要用于气胸、血胸、脓胸、胸腔穿刺治疗下肺无法复张以及开胸术后行胸腔闭式引流的患者。

二、固定技术操作流程

1. 管道固定前评估,关键点包括(见图9-1):

(1) 患者意识、病情、合作程度。

(2) 管口处缝线情况:缝线是否完好,有无松脱等。

(3) 管口周围皮肤情况:有无红肿、渗液、溃疡等。

(4) 胸腔引流管情况。①引流管置入刻度。②管道是否通畅:有无扭曲、折叠、受压。③管道是否密闭:保持管道各连接处紧密。④引流液量、颜色和性状。

(5) 引流管固定装置情况:有无污染、潮湿、卷边及松脱等。

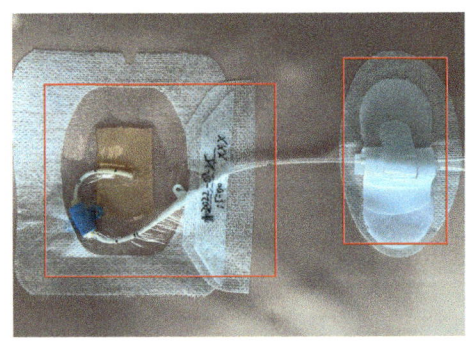

图9-1 胸腔引流管正常固定状态

2. 固定胸腔引流管,关键技术包括(见图9-2):

(1) 消毒、待干。

(2) 刻度朝上,以穿刺点为中心,"C"形或"U"形固定,无张力覆盖抗菌透明敷料，标注敷料更换日期和时间、更换人姓名。

（3）导管连接处避开切口敷料及疤痕褶皱处，使用体表导管固定装置进行二次固定。

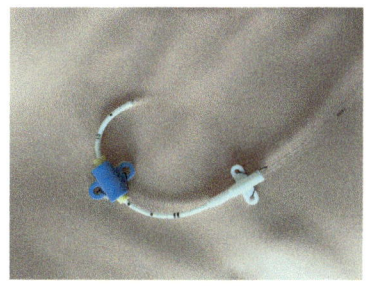
（1）消毒皮肤，待干

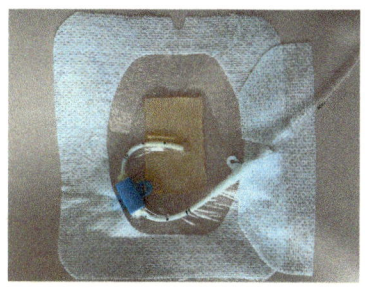
（2）穿刺点为中心，覆盖抗菌透明敷料

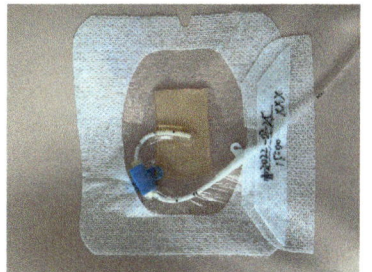
（3）注明敷料更换日期和时间

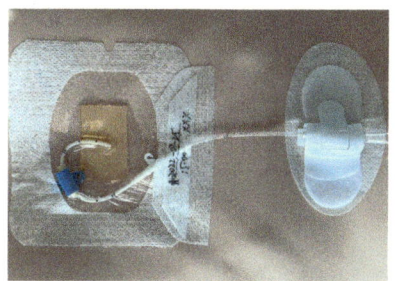
（4）在导管连接处使用体表导管固定装置进行二次固定

图 9-2　胸腔引流管固定流程

3. 管道标识：在距管道外端口 5 cm 处粘贴管道标识，注明管道名称、日期、置入刻度等并签全名（见图 9-3）。

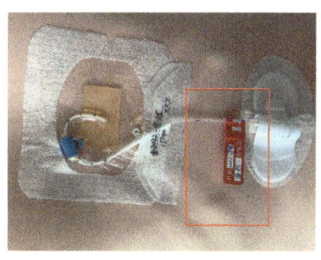

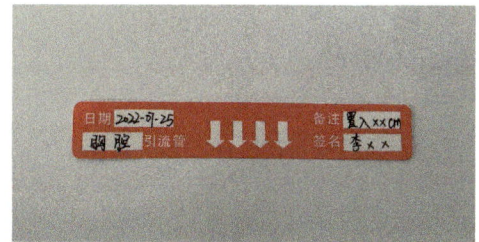

图 9-3　管道标识距管道外端口 5 cm

4. 固定引流袋：引流袋上标注管道名称、引流袋使用起始时间与失效时间；保持引流袋位置低于胸壁引流口平面（见图 9-4），促进引流，防止引流液逆流进入胸腔,造成逆行感染。

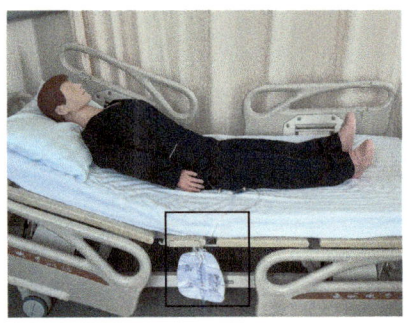
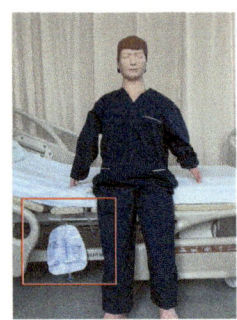

图9-4　引流袋低于切口平面

三、注意事项

1. 保持有效固定,防止非计划性拔管。

2. 抗菌敷料每周更换一次,固定装置根据敷料材质定期更换,潮湿、松动、污染时及时更换。

3. 保持有效引流,促进积气积液排出,促使肺复张。

四、参考文献

［1］李乐之,路潜.外科护理学[M].7版.北京:人民卫生出版社,2021.

［2］陈孝平,张英泽,兰平.外科学[M].10版.北京:人民卫生出版社,2024.

［3］魏莹莹,徐银铃,周金阳,等.成人胸腔闭式引流护理最佳证据总结及临床应用[J].护理研究,2021,35(12):2190-2194.

［4］吕芳芳,殷静静,杨丽娟.肺切除术后胸腔引流管管理的最佳证据总结[J].中华护理杂志,2020,55(5):773-779.

10. 心包引流管固定技术

一、适应证

适用于心包引流管的固定,主要用于各种原因产生的心包积液、开胸直视心脏术后等行心包引流的患者。

二、固定技术操作流程

1. 管道固定前评估,关键点包括(见图10-1):

(1) 患者意识、病情、合作程度。

(2) 管口处缝线情况:缝线是否完好,有无松脱等。

(3) 管口周围皮肤情况:有无红肿、渗液等。

(4) 心包引流管引流情况。①引流管置入刻度。②管道是否通畅:有无扭曲、折叠、受压。③引流装置是否维持有效负压状态:负压引流瓶性能是否完好(有无漏气)。④引流液颜色、性状和量。

(5) 引流管固定装置情况:有无污染、潮湿及松脱等。

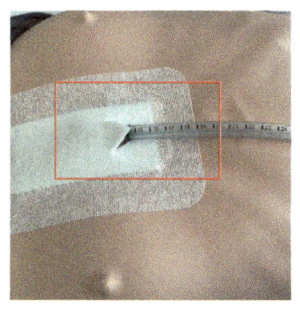
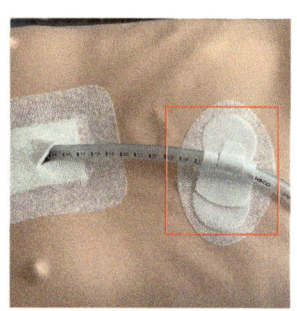

图10-1 管口缝线及心包引流管正常固定状态

2. 固定心包引流管,关键技术包括:在引流管出口约5~10 cm位置处,避开切口敷料及瘢痕皱褶处,使用体表导管固定装置进行二次固定(见图10-2)。

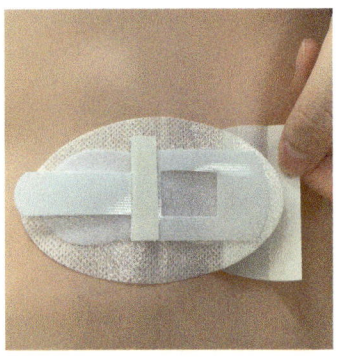
（1）清洁皮肤后，将固定贴粘于皮肤上

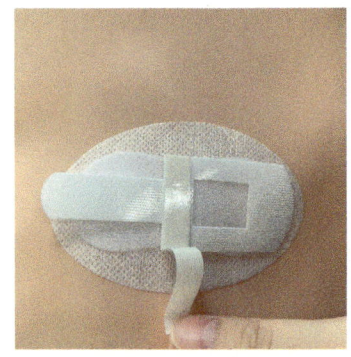
（2）撕开中间的贴纸

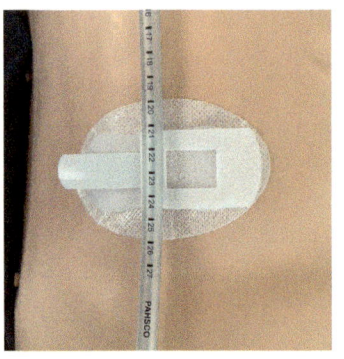
（3）采用高举平台法，将引流管外留适宜长度后粘在固定贴上

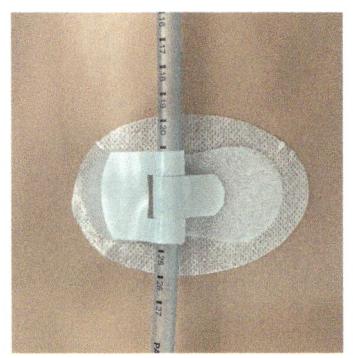
（4）粘贴导管固定器，防止引流管受压，同时轻拉引流管检查牢靠程度

图 10-2　心包引流管固定流程

3. 管道标识：在距管道外端口 5 cm 处粘贴管道标识，注明管道名称、日期、置入刻度等并签全名（见图 10-3）。

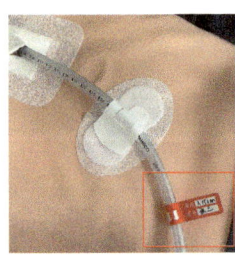
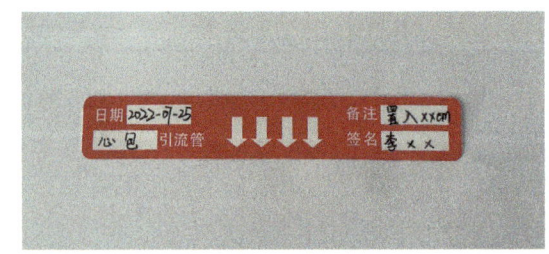

图 10-3　管道标识距管道外端口 5 cm

4. 固定引流瓶：

（1）引流瓶上标注管道名称、引流瓶使用起始时间与失效时间；保持引

流瓶位置低于切口平面(见图10-4),妥善悬挂于床边,防止倾斜造成引流液漏出。

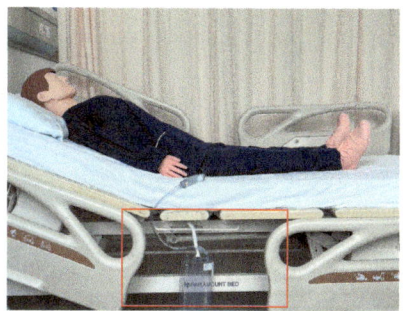
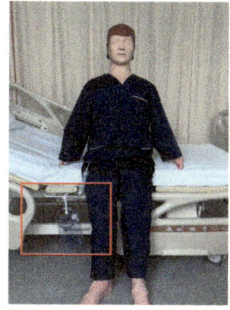

图10-4　引流瓶低于切口平面

(2) 保持引流装置处于负压状态(见图10-5)。

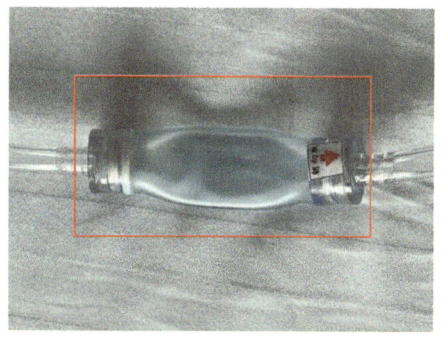

图10-5　保持引流装置处于负压状态

三、注意事项

1. 保持有效固定,防止非计划拔管。
2. 固定装置根据敷料材质定期更换,潮湿、松动、污染时及时更换。
3. 保持有效负压引流,预防引流不畅导致心脏压塞。

四、参考文献

[1] 李乐之,路潜.外科护理学[M].7版.北京:人民卫生出版社,2021.

[2] 陈孝平,张英泽,兰平.外科学[M].10版.北京:人民卫生出版社,2024.

11. 纵隔引流管固定技术

一、适应证

适用于纵隔引流管的固定,主要用于各种原因产生的纵隔积气、积液以及开胸术后行纵隔引流的患者。

二、固定技术操作流程

1. 管道固定前评估,关键点包括(见图 11-1):

(1) 患者意识、病情、合作程度。

(2) 管口处缝线情况:缝线是否完好,有无松脱等。

(3) 管口周围皮肤情况:有无红肿、渗液等。

(4) 纵隔引流管引流情况:①引流管外露刻度。②管道是否通畅:有无扭曲、折叠、受压。③引流液颜色、性状和量。

(5) 引流管固定装置情况:有无污染、潮湿及松脱等。

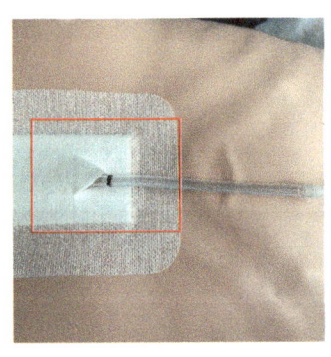
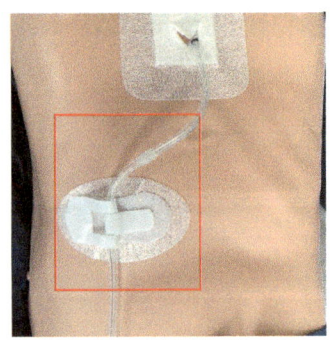

图 11-1 管口缝线及纵隔引流管正常固定状态

2. 固定纵隔引流管,关键技术包括:在引流管出口 10~15 cm 位置处,避开切口敷料及瘢痕皱褶处,使用体表导管固定装置进行二次固定(见图 11-2)。

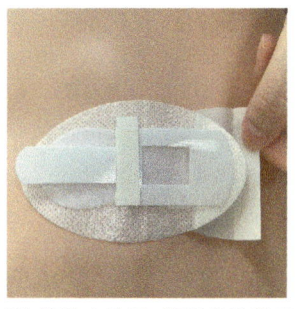
（1）清洁皮肤后，将固定贴粘于皮肤上

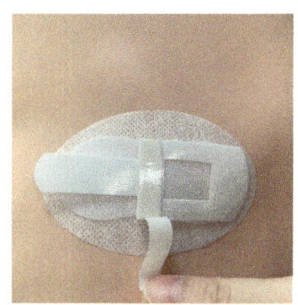
（2）撕开中间的贴纸

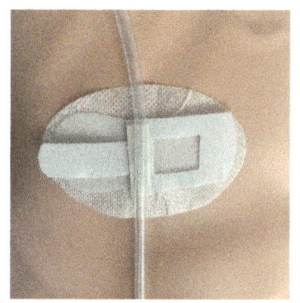
（3）采用高举平台法，将引流管外留适宜长度后粘在固定贴上

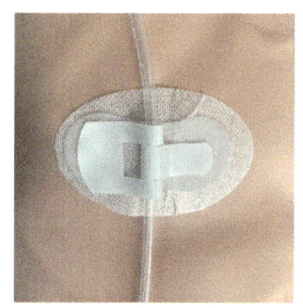
（4）粘贴导管固定器，防止引流管受压，同时轻拉引流管检查牢靠程度

图 11-2　纵隔引流管固定流程

3. 管道标识：在距管道外端口 5 cm 处粘贴管道标识，注明管道名称、日期、置入刻度并签全名（见图 11-3）。

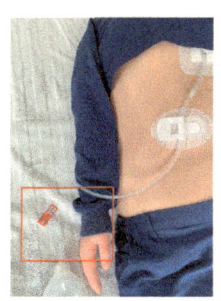
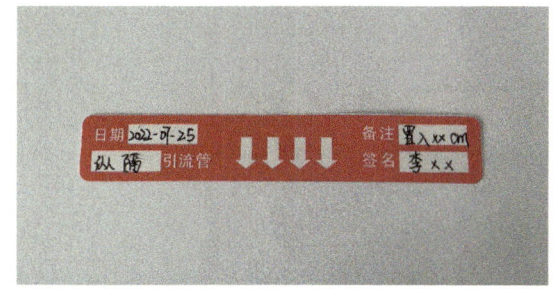

图 11-3　管道标识距管道外端口 5 cm

4. 固定引流装置：负压引流球上注明管道名称、引流球使用起始时间与失效时间。妥善固定负压引流球，预留一定的长度以便于患者翻身以及下床活动（见图 11-4）。

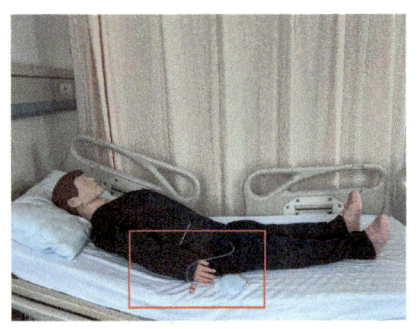 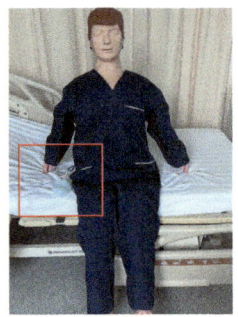

图 11-4　妥善固定负压引流球

三、注意事项

1. 保持有效固定,防止非计划拔管。
2. 固定装置根据敷料材质定期更换,潮湿、松动、污染时及时更换。
3. 维持引流装置负压状态,保持有效引流,促进伤口愈合。

四、参考文献

[1] 李乐之,路潜.外科护理学[M].7版.北京:人民卫生出版社,2018.

[2] 陈孝平,张英泽,兰平.外科学[M].10版.北京:人民卫生出版社,2024.

12. 腹腔引流管固定技术

一、适应证

适用于腹腔引流管的固定,主要用于外科腹部手术后行腹腔引流管引流的患者。

二、固定技术操作流程

1. 管道固定前评估,关键点包括(见图12-1):
(1) 患者意识、病情、合作程度。
(2) 管口处敷贴情况:敷贴是否完好,有无脱落、渗血渗液等。
(3) 管口周围皮肤情况:有无红肿,是否清洁等。
(4) 导管固定位置:是否影响患者翻身、活动。
(5) 腹腔引流管引流情况:
①管道是否通畅:有无扭曲、折叠、受压。
②引流液是否正常:引流液颜色、性状和量。

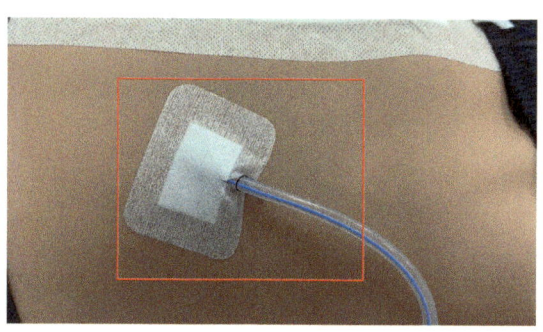

图12-1 腹腔引流管正常固定状态

2. 固定腹腔引流管,关键技术包括:在距引流管口处约10～15 cm的位置,避开切口敷料及瘢痕皱褶处,使用体表导管固定装置进行二次固定(见图12-2)。

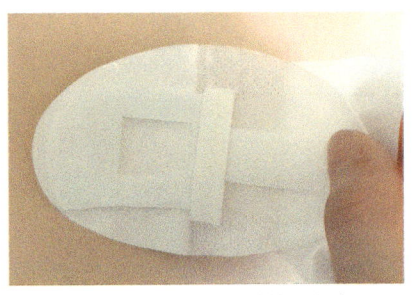
(1) 清洁皮肤后,将固定贴粘于皮肤上

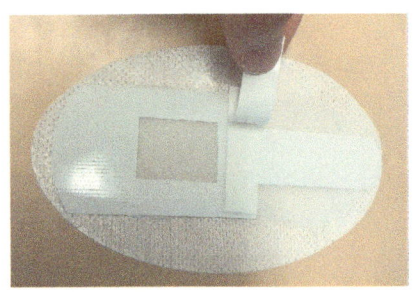
(2) 撕开中间的贴纸

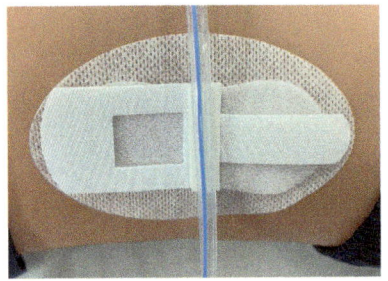
(3) 采用高举平台法,将引流管外留适宜长度后粘在固定贴上

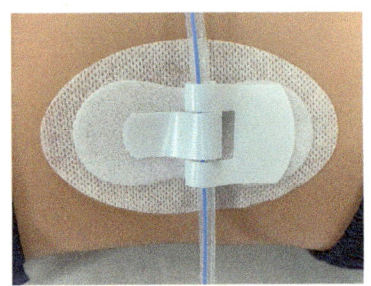
(4) 将左右两侧粘扣交叉粘连,防止压迫导管,轻拉腹腔引流管检查牢靠程度

图 12-2 腹腔引流管固定流程

3. 管道标识:在距管道外端口 5 cm 处粘贴管道标识,注明管道名称、日期、外露刻度等并签全名(见图 12-3)。

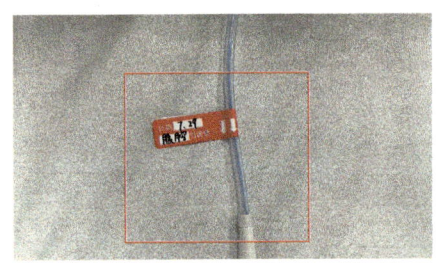
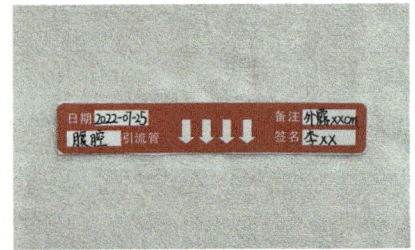

图 12-3 管道标识距管道外端口 5 cm

4. 固定引流袋(见图 12-4):
(1) 注明管道名称、引流袋使用起始时间与失效时间。
(2) 术后患者卧床,引流袋钩挂床旁,且不落地。
(3) 下床活动时,保持引流袋低于腹腔引流口平面。

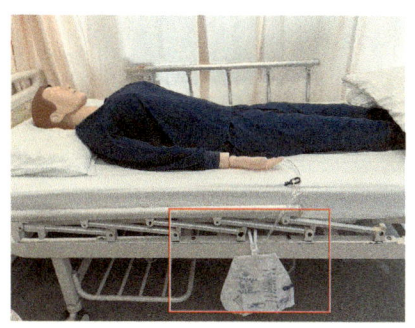
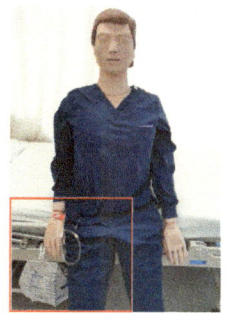

图 12-4　引流袋低于腹腔引流口平面

三、注意事项

1. 保持有效固定,防止非计划拔管。
2. 固定装置根据敷料材质定期更换,潮湿、松动、污染时及时更换。
3. 保持有效引流,改善相关症状。

四、参考文献

［1］李乐之,路潜.外科护理学［M］.7 版.北京:人民卫生出版社,2021.
［2］安力彬,陆虹.妇产科护理学［M］.7 版.北京:人民卫生出版社,2022.

13. 皮下引流管固定技术

一、适应证

适用于皮下引流管的固定,主要用于外科手术后切口部位皮下积聚的血液、脓液引流的患者。

二、固定技术操作流程

1. 管道固定前评估,关键点包括(见图13-1):

(1) 患者的病情、意识、合作程度。

(2) 管道缝线情况:缝线是否完好,有无松脱。

(3) 管口周围皮肤情况:有无红、肿、热、痛等感染迹象,穿刺点有无渗血、渗液及分泌物。

(4) 管道是否在位:管道外露刻度。

2. 固定皮下引流管,关键技术包括:在距引流管口处约10～15 cm的位置,避开切口敷料及瘢痕皱褶处,使用体表导管固定装置进行固定(见图13-2)。

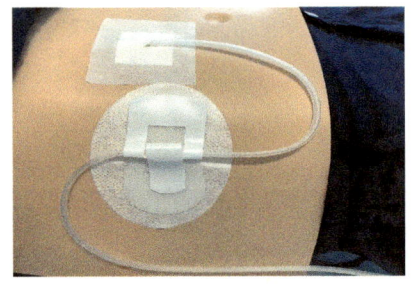

图13-1 皮下引流管正常固定状态

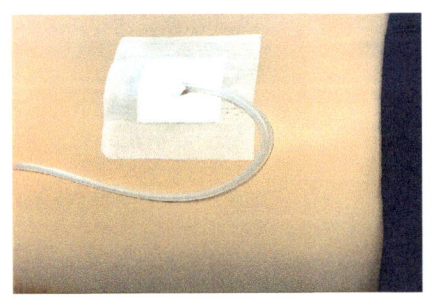

(1) 将导管呈"U"字形摆放

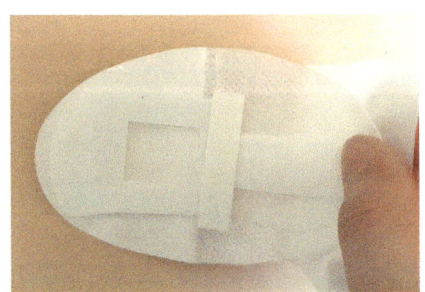

(2) 清洁皮肤,粘上导管固定贴

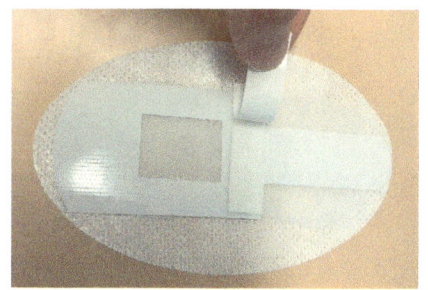
（3）撕开中间的贴纸

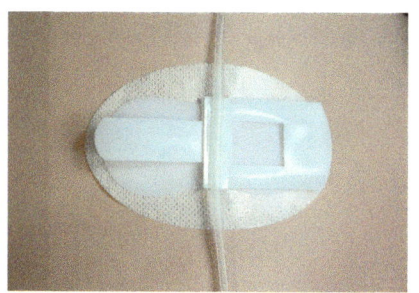
（4）采用高举平台法，将引流管外留适宜长度后粘在固定贴上

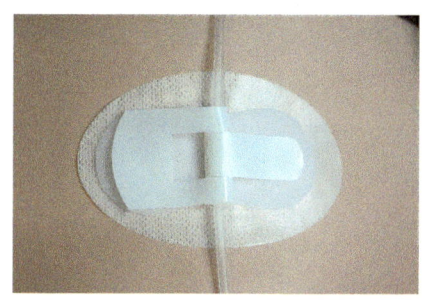
（5）交叉粘贴左右两侧粘扣，防止引流管受压

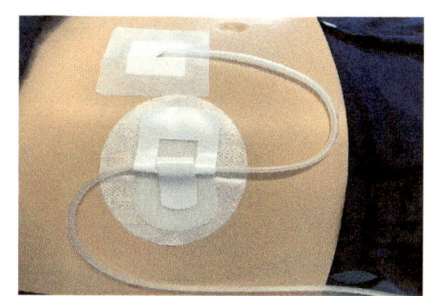
（6）轻拉导管检查牢靠程度

图 13-2　皮下引流管固定流程

3. 管道标识：在距管道外端口 5 cm 处粘贴管道标识，注明管道名称、日期、外露刻度并签全名（见图 13-3）。

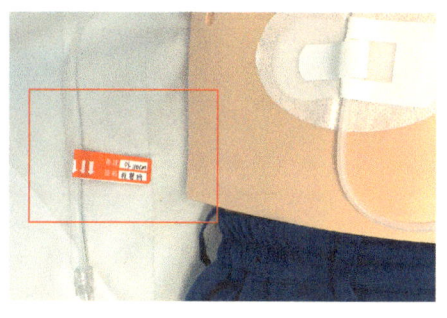
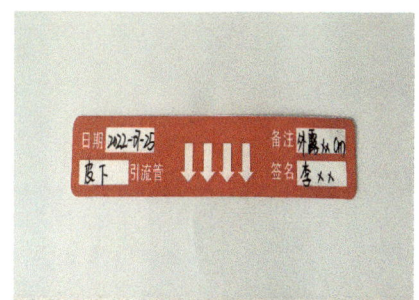

图 13-3　管道标识距管道外端口 5 cm

4. 固定引流袋：注明管道名称、引流袋使用起始时间与失效时间，保持引流袋低于切口平面（见图 13-4）。

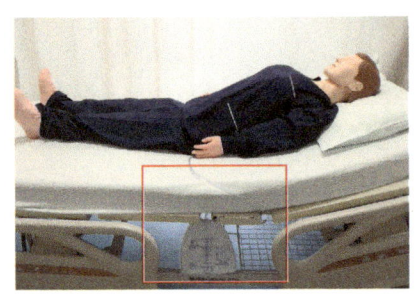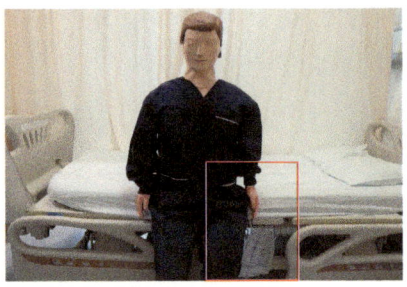

图13-4　引流袋低于切口平面

三、注意事项

1. 保持有效固定,防止非计划拔管。
2. 固定装置根据敷料材质定期更换,潮湿、松动、污染时及时更换。
3. 保持有效引流,改善相关症状。

四、参考文献

［1］田永明.临床常见管道护理指南［M］.成都:四川科技出版社,2021.

14. 鼻胆管固定技术

一、适应证

适用于鼻胆管的固定,主要用于胆总管结石、肝内外胆管结石、胆道肿瘤等原因致胆管梗阻行逆行胰胆管造影相关术后需胆管引流的患者。

二、固定技术流程

1. 管道固定前评估,关键点包括(见图14-1):

(1) 患者意识、病情、合作程度。

(2) 管道在位情况:管口处标记及外露长度。

(3) 皮肤情况:管道留置侧鼻腔、鼻翼、脸颊及耳廓皮肤有无压红或破溃。

(4) 鼻胆管引流情况。①管道是否通畅:有无扭曲、折叠、受压。②引流液是否正常:引流液的颜色、性状、量。

(5) 管道固定装置情况:有无污染、潮湿及松脱等。

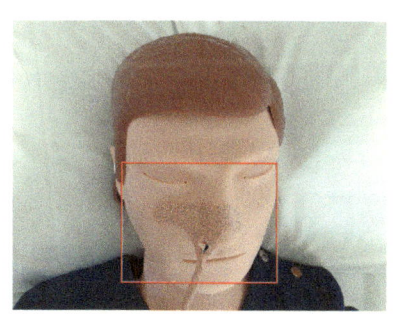
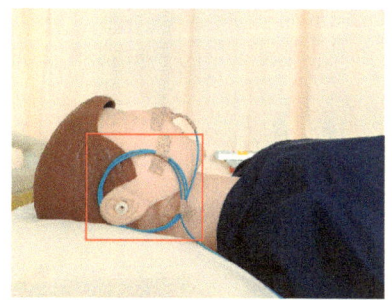

图14-1 鼻胆管正常固定状态

2. 固定鼻胆管,关键技术包括:

(1) 管口处固定:鼻胆管在出鼻腔处标记,管道位于鼻腔中央,"T"形体表导管固定贴粘贴于患者鼻部,下端交叉螺旋固定鼻胆管,交叉起始处留空隙以便观察标记(见图14-2)。

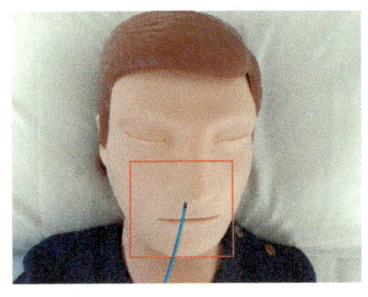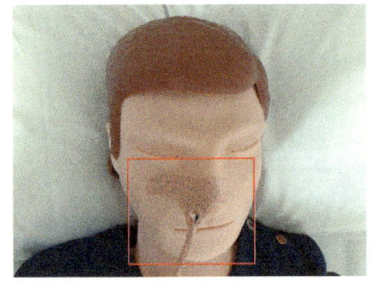

图 14-2　鼻胆管于鼻腔处固定流程

（2）管道外端固定：鼻胆管缠绕 3～4 圈，直径 8～10 cm/圈，固定于耳后，使用体表导管固定贴采用高举平台法"Ω"形固定于同侧脸颊及耳廓周围，管道剩余长度保持在 40 cm 左右（见图 14-3）。

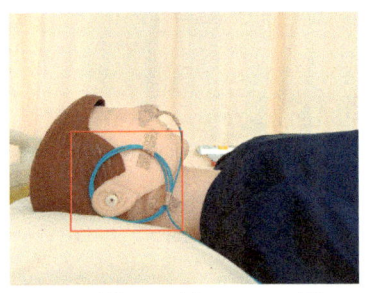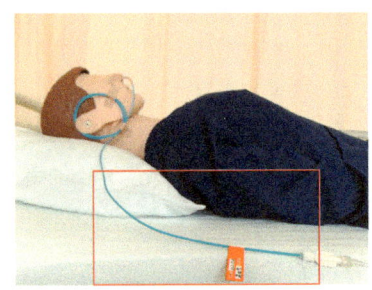

（1）缠绕 3～4 圈，8～10 cm/圈　　　　（2）外端剩余长度约 40 cm

图 14-3　鼻胆管外端固定流程

3. 管道标识：在距管道外端口 5 cm 处粘贴管道标识，注明管道名称、日期、外露刻度并签全名（见图 14-4）。

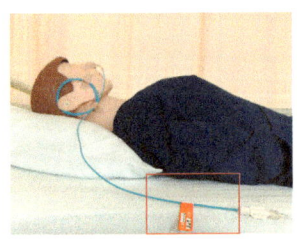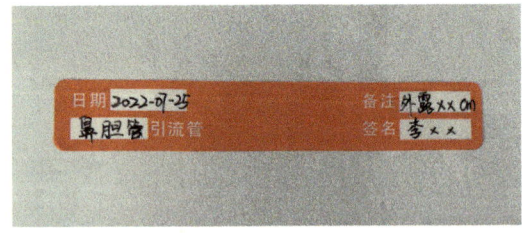

图 14-4　管道标识距管道外端口 5 cm

4. 固定引流袋：注明管道名称、引流袋使用起始时间与失效时间，保持引流袋低于管口平面（见图 14-5）。

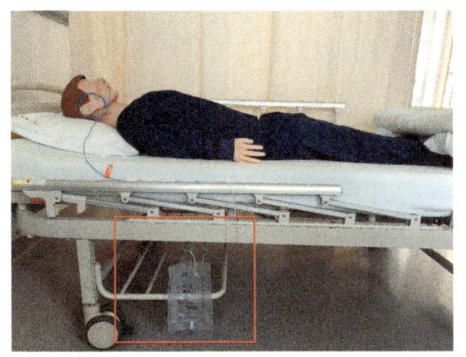

图 14-5　引流袋低于管口平面

三、注意事项

1. 保持有效固定,防止非计划拔管。
2. 固定装置根据敷料材质定期更换,潮湿、松动、污染时及时更换。
3. 保持引流通畅,以利于胆汁排出,降低堵管等相关并发症发生。

四、参考文献

［1］中国经内镜逆行胰胆管造影术指南(2018版)[J].临床肝胆病杂志,2018,34(12):2537-2554.

［2］甘凤霜,黄丽萍,岑爱丽,等.鼻胆管固定的护理研究进展[J].循证护理,2019,5(6):510-512.

［3］宋玲玲,高秀珍,张诚,等.短单反"α"法用于鼻胆管固定的效果观察[J].中国实用护理杂志,2021,37(6):443-447.

15. 胃造瘘管固定技术

一、适应证

适用于留置胃造瘘管的固定,主要用于各种不同原因导致的吞咽、进食困难,意识不清,经口腔或鼻饲补充营养有困难以及神经性厌食及神经性呕吐的患者。

二、固定技术操作流程

1. 管道固定前评估,关键点包括(见图15-1):

(1) 管道在位情况:检查并确认管道置入刻度。

(2) 管道固定情况:外固定盘片、蓝色安全夹是否完好,有无松脱或破损等。

(3) 造瘘口周围情况:造瘘口有无渗出,周围皮肤有无红、肿、热、痛。

(4) 管道是否通畅:有无扭曲、折叠、受压。

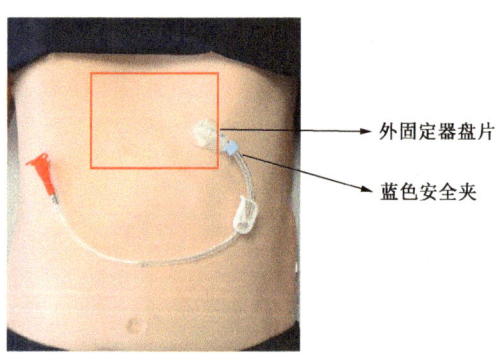

图15-1 造瘘口外固定盘片正常固定状态

2. 固定胃造瘘管,关键技术包括:

(1) 消毒造瘘口周围皮肤后在外固定器下垫一块Y型纱布并妥善固定。

(2) 在距造瘘口处约10~15 cm位置,避开造瘘口敷料及瘢痕皱褶处,使用体表导管固定装置进行二次固定(见图15-2)。

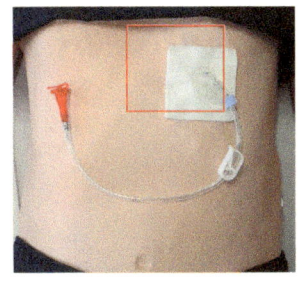 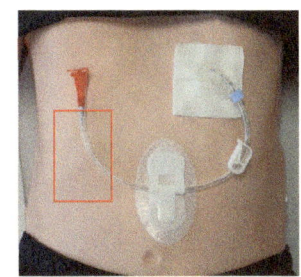

图15-2　胃造瘘管固定流程

3. 管道标识：在距管道外端口5 cm处粘贴管道标识，注明管道名称、日期、外露刻度等并签全名（见图15-3）。

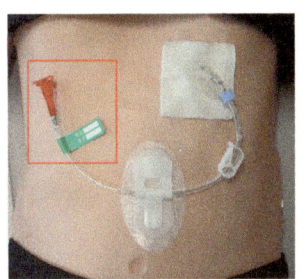 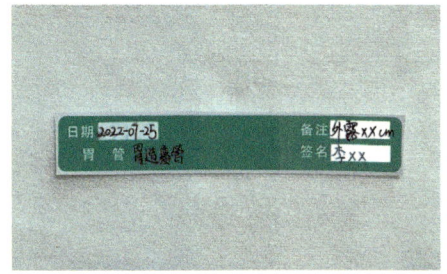

图15-3　管道标识距管道外端口5 cm

三、注意事项

1. 妥善固定，防止非计划拔管。
2. 固定装置根据敷料材质定期更换，污染、松动、潮湿时及时更换。
3. 保持管道通畅：无扭曲、折叠或受压。

四、参考文献

［1］ROVERON G, ANTONINI M, BARBIERATO M, et al. Clinical practice guidelines for the nursing management of percutaneous endoscopic gastrostomy and jejunostomy (PEG/PEJ) in adult patients: an executive summary[J]. Journal of Wound Ostomy & Continence Nursing, 2018, 45(4): 326-334.

［2］余雅琴，何静婷，罗洋等. 成人经皮胃造瘘护理研究进展[J]. 护理研究，2020，34(13)：2356-2359.

16. 颈部引流管固定技术

一、适应证

适用于颈部引流管的固定,主要用于甲状腺手术、颈椎手术、颈部坏死性筋膜炎和颈深部化脓性感染等术后的患者。

二、固定技术操作流程

1. 管道固定前评估,关键点包括(见图 16-1):

(1) 评估患者的病情、意识、合作程度。

(2) 管口处缝线情况:缝线是否完好,有无松脱等。

(3) 管道周围情况:皮肤有无红肿,是否清洁;软组织张力是否正常;敷料是否完好,有无脱落、渗血渗液等。

(4) 颈部引流管引流情况:①管道是否通畅:有无扭曲、折叠、受压。②引流液是否正常。③负压引流装置的性能。

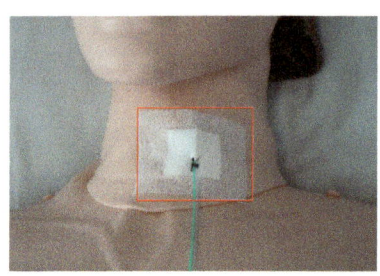
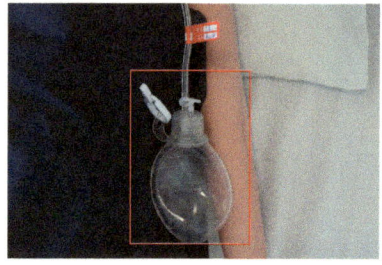
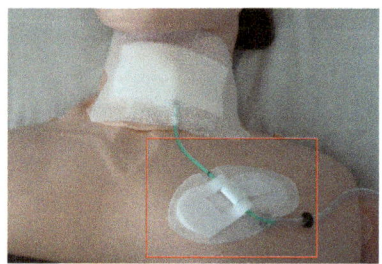

图 16-1 颈部引流管正常固定状态

(5)引流管固定装置情况:有无污染、潮湿及松脱等。

2. 固定颈部引流管,关键技术包括:在距引流管口处约 10~15 cm 位置,避开切口敷料及瘢痕皱褶处,使用体表导管固定装置进行二次固定(见图 16-2)。

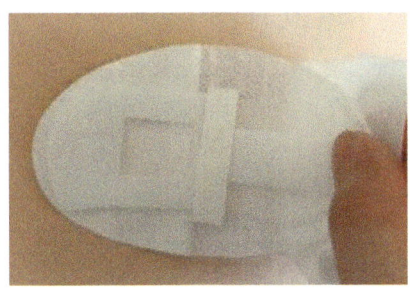

(1)清洁皮肤后,将固定贴粘于皮肤上

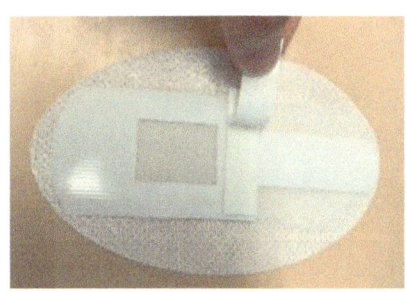

(2)撕开中间的贴纸

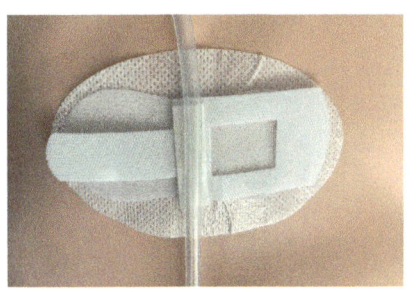

(3)采用高举平台法,将引流管外留适宜长度后粘在固定贴上

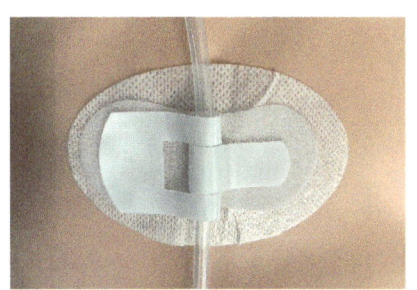

(4)将左、右侧粘扣交叉固定,防止引流管受压,轻拉管道检查牢靠程度

图 16-2 颈部引流管固定流程

3. 管道标识:选择正确的导管标识,在距管道外端口 5 cm 处粘贴管道标识,注明管道名称、日期、外露刻度等并签全名(见图 16-3)。

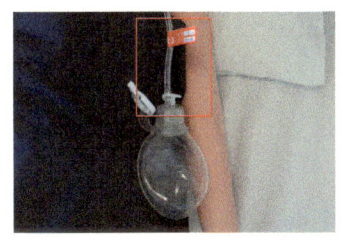
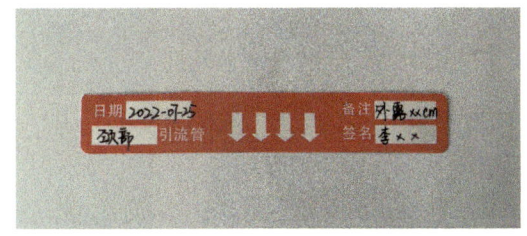

图 16-3 管道标识距管道外端口 5 cm

4. 固定引流球:负压引流球上注明管道名称、引流球使用起始时间与失效时间。将负压引流装置固定于患者上衣部位,并保持其呈有效负压状态(见图16-4)。

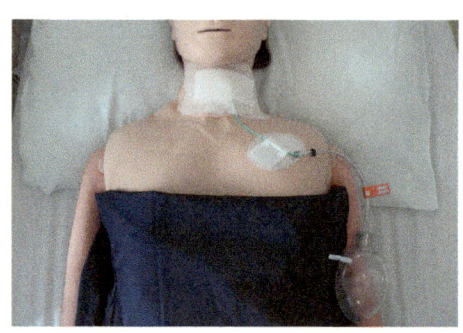

图16-4 引流球保持负压状态

三、注意事项

1. 保持有效固定,防止非计划性拔管。
2. 固定装置根据敷料材质定期更换,潮湿、松动、污染时及时更换。
3. 保持有效负压引流,促进伤口愈合,预防引流液逆行造成感染。

四、参考文献

[1] 丘宇茹,王吉文,莫红平,等.临床管道固定护理质量评价指标体系的构建研究[J].护理管理杂志,2020,20(11):813-817.

[2] 朱燕英,王琳等."三明治"联合高举平台法在伤口负压引流管固定中的应用[J].护士进修杂志,2020,35(12):1114-1115.

[3] 李乐之,路潜.外科护理学[M].7版.北京:人民卫生出版社,2021.

17. T型管固定技术

一、适应证

适用于T型管道的固定，主要用于肝内外胆管结石、胆总管结石、胆道损伤等术后行T型管引流的患者。

二、固定技术操作流程

1. 管道固定前评估，关键点包括（见图17-1）：

（1）患者意识、病情及合作程度。

（2）管口处缝线情况：缝线是否完好，有无松脱等。

（3）管口周围皮肤情况：有无红肿、渗液等。

（4）T型管引流情况：①管道是否通畅：有无扭曲、折叠、受压。②引流液是否正常：术后早期300～500 ml/d，恢复饮食后逐渐增至600～700 ml/d。

（5）引流管固定装置情况：有无污染、潮湿及松脱等。

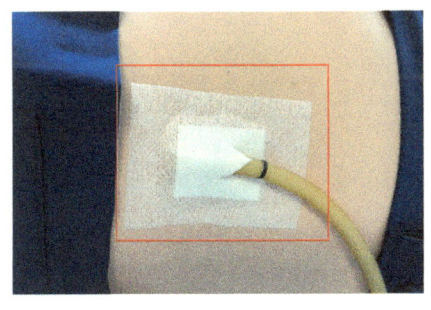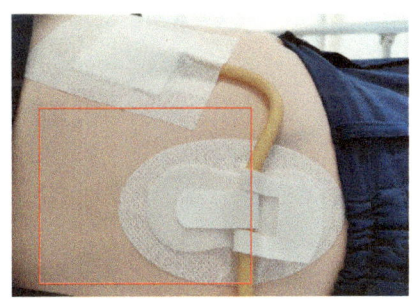

图17-1 管口缝线及T型管正常固定状态

2. 固定T型管，关键技术包括：在距引流管管口处约10～15 cm的位置，避开切口敷料及瘢痕皱褶处，使用体表导管固定装置进行二次固定（见图17-2）。

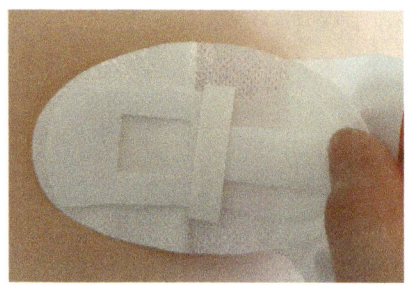

（1）清洁皮肤后，将固定贴粘于皮肤上

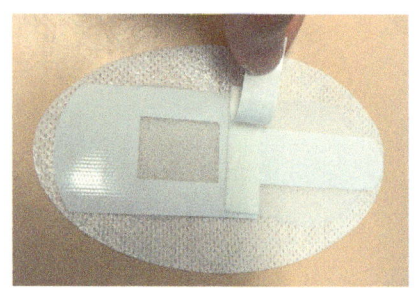

（2）撕开中间的贴纸

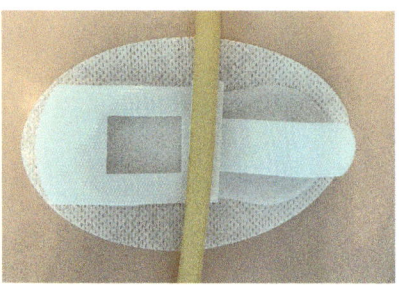

（3）采用高举平台法，将T型管外留适宜长度后粘在固定贴上

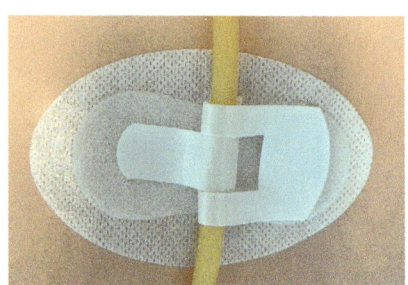

（4）将左、右侧粘扣交叉固定，轻拉T型管检查牢靠程度

图 17-2　T型管道固定流程

3. 管道标识：在距管道外端口 5 cm 处粘贴管道标识，注明管道名称、日期、外露刻度等并签全名（见图 17-3）。

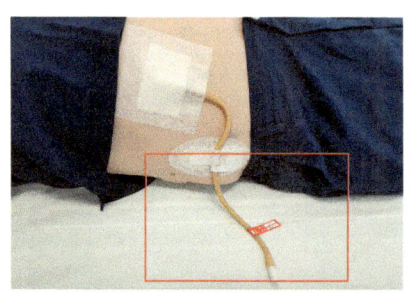

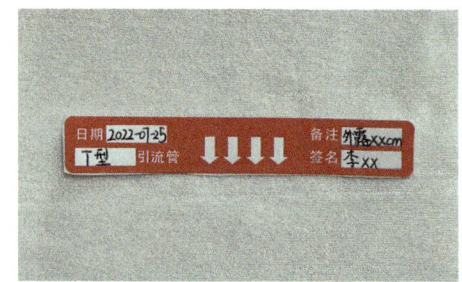

图 17-3　管道标识距管道外端口 5 cm

4. 固定引流袋

（1）注明管道名称、引流袋使用起始时间与失效时间。

（2）术后一周内保持引流袋低于腹部切口平面（见图 17-4）。

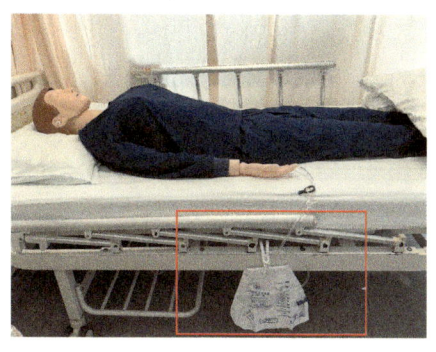
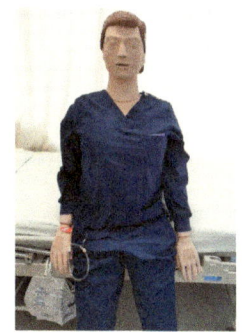

图 17-4 引流袋低于切口平面

（3）术后1周左右可试行T型管阶段性抬高实验，如无腹胀等不适，1～2天后进入下一阶段（图17-5）。

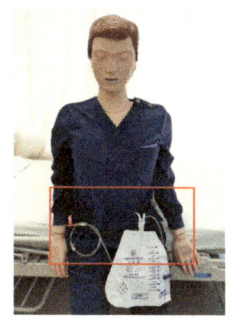
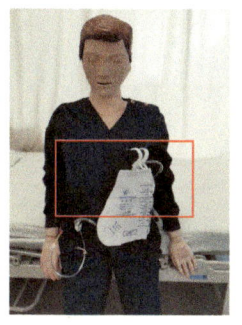
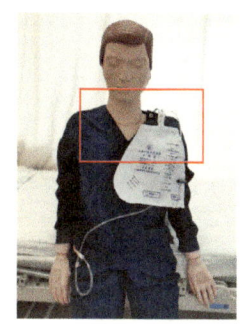

（1）引流袋抬高至腰，抬高平面约5～10 cm　　（2）引流袋抬高至胸，抬高平面约10～20 cm　　（3）引流袋抬高至肩，抬高平面约20～30 cm

图 17-5　T型管阶段性抬高（按照腰→胸→肩的顺序）

三、注意事项

1. 保持有效固定，防止非计划拔管。
2. 固定装置根据敷料材质定期更换，潮湿、松动、污染时及时更换。
3. 保持有效引流，促进伤口愈合。

四、参考文献

［1］肝胆管结石病微创手术治疗指南（2019版）[J].中华消化外科杂志,2019(5):407-413.

［2］胆道镜在肝胆管结石病诊断与治疗中的应用专家共识(2019版)[J].中华消化外科杂志,2019(7):611-615.

［3］李乐之,路潜.外科护理学[M].7版.北京:人民卫生出版社,2021.

［4］陈孝平,张英泽,兰平.外科学[M].10版.北京:人民卫生出版社,2024.

18. 盆腔引流管固定技术

一、适应证

适用于盆腔引流管的固定,主要用于妇科子宫全切术、子宫肌瘤剥除术、恶性肿瘤盆腔淋巴结清扫术等术后行盆腔引流的患者。

二、固定技术操作流程

1. 管道固定前评估,关键点包括(见图 18-1):

(1) 患者意识、病情、合作程度。

(2) 管口处缝线情况:缝线是否完好,有无松脱。

(3) 管口周围皮肤情况:有无红肿,是否清洁等。

(4) 导管固定位置是否影响患者翻身活动。

(5) 盆腔引流管引流情况:①管道是否通畅:有无扭曲、折叠、受压。② 引流液是否正常:引流液量、颜色和性状。

2. 固定盆腔引流管,关键技术包括:在距引流管口处约 10~15 cm 的位置,避开切口敷料及瘢痕皱褶处,使用体表导管固定装置进行二次固定(见图 18-2)。

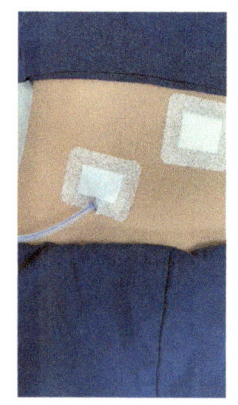

图 18-1 盆腔引流管正常固定状态

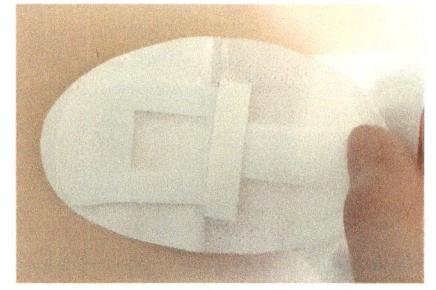

(1) 清洁皮肤后,将固定贴粘于皮肤上

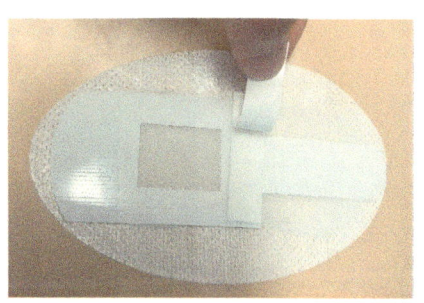

(2) 撕开中间的贴纸

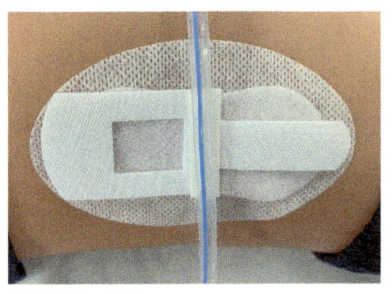 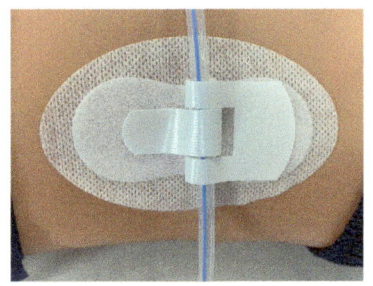

(3) 采用高举平台法,将引流管外留适宜长度后粘在固定贴上

(4) 将左右两侧粘扣交叉粘连,防止压迫导管,轻拉盆腔引流管检查牢靠程度

图 18-2　盆腔引流管固定流程

3. 管道标识:在距管道外端口 5 cm 处粘贴管道标识,注明管道名称、日期、外露刻度等并签全名(见图 18-3)。

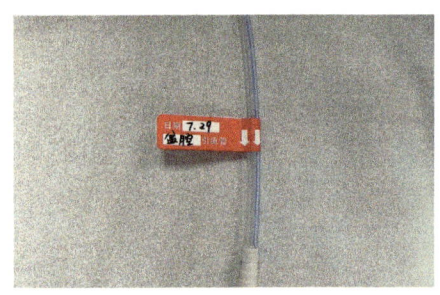 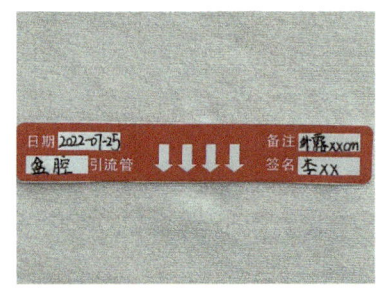

图 18-3　管道标识距管道外端口 5 cm

4. 固定引流袋(见图 18-4)

(1) 注明管道名称、引流袋使用起始时间与失效时间。

(2) 术后卧床,引流袋钩挂床旁且保持不落地。

(3) 下床活动时,保持引流管低于盆腔引流口平面。

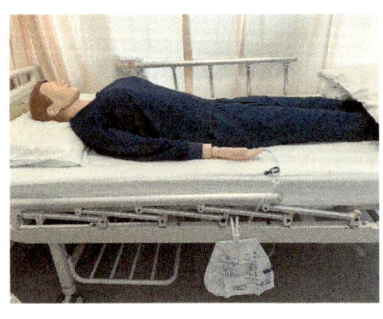 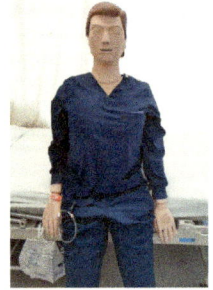

图 18-4　引流袋低于盆腔引流口平面

三、注意事项

1. 保持有效固定,防止非计划拔管。
2. 固定装置根据敷料材质定期更换,潮湿、松动、污染时及时更换。
3. 保持有效引流,促进伤口愈合。

四、参考文献

[1] 安力彬,陆虹.妇产科护理学[M].7版.北京:人民卫生出版社,2022.

[2] 孔北华,马丁,段涛.妇产科学[M].10版.北京:人民卫生出版社,2024.

19. 宫腔水囊引流管固定技术

一、适应证

适用于宫腔水囊引流管的固定,主要用于阴道分娩产后出血和剖宫产术中、术后出血,行宫腔水囊压迫止血的患者。

二、固定技术操作流程

1. 管道固定前评估,关键点包括(见图 19-1):
(1) 患者意识、病情、合作程度。
(2) 宫腔水囊管情况:确定导管外露长度。
(3) 引流液是否正常:引流液量、颜色和性状。

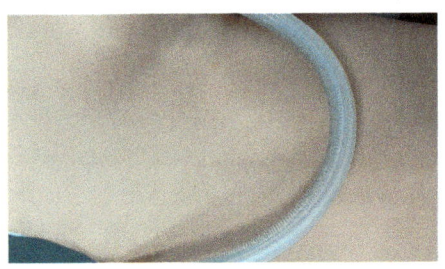

图 19-1　导管"U"形放置及大腿侧皮肤清洁状态

2. 固定宫腔水囊管,关键技术包括:固定宫腔水囊管于一侧大腿,在管口与固定装置之间预留适宜的长度,避开切口敷料及瘢痕皱褶处,使用 3 M 胶布采用高举平台法固定(见图 19-2)。

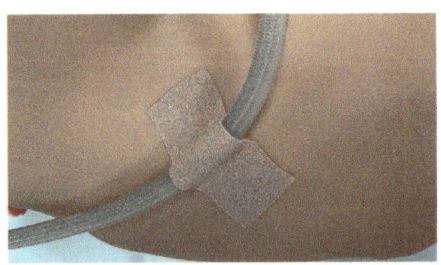

图 19-2　用 3 M 胶布采用高举平台法固定

3. 管道标识:在距管道外端口 5 cm 处粘贴管道标识,注明管道名称、日期、外露刻度等并签全名(见图 19-3)。

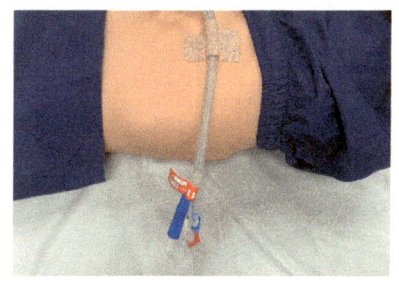
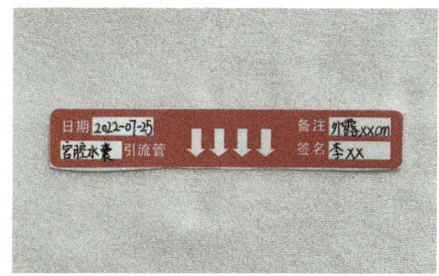

图 19-3　在距管道外端口 5 cm 处粘贴标识

4. 固定引流袋:注明管道名称、引流袋使用起始时间与失效时间。术后患者卧床,宫腔水囊引流袋钩挂床旁,不接触地面,保持引流低于宫腔水平面(见图 19-4)。

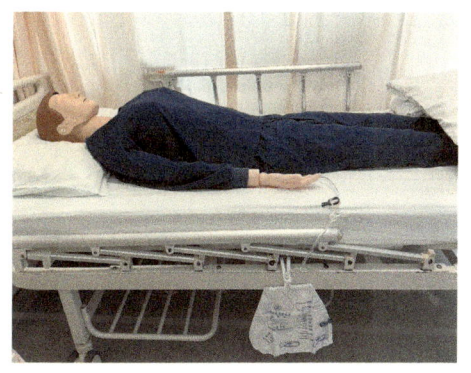

图 19-4　引流袋悬挂床旁

三、注意事项

1. 保持有效固定,防止非计划拔管。
2. 固定装置根据敷料材质定期更换,潮湿、松动、污染时及时更换。
3. B 超检查确认水囊压迫在位,观察阴道出血情况。

四、参考文献

[1] 安力彬,陆虹.妇产科护理学[M].7 版.北京:人民卫生出版社,2022.

［2］孔北华,马丁,段涛.妇产科学[M].10版.北京:人民卫生出版社,2024.

［3］中华医学会妇产科学分会产科学组,中华医学会围产医学分会.正常分娩指南[J].中华妇产科杂志,2020(6):361-370.

20. 动脉测压管固定技术

一、适应证

适用于动脉测压管的固定,主要用于留置动脉测压管持续监测外周动脉血压的患者。

二、固定技术操作流程

1. 管道固定前评估,关键点包括(见图 20-1):
(1) 患者意识、病情、合作程度。
(2) 穿刺处皮肤情况:有无红肿、渗血、瘀紫、血肿等。
(3) 测压管道通畅情况:①测压管道在位,回抽可见回血、通畅。②测压管道各连接处紧密,管道内无气泡。③监护仪可见正确的动脉血压波形。
(4) 测压管固定装置情况:有无污染、潮湿、卷边及松脱等。

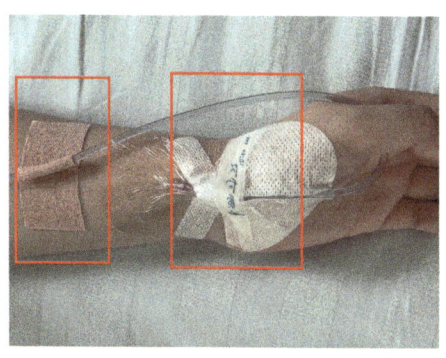

图 20-1 动脉测压管正常固定状态

2. 固定测压管,关键技术包括(见图 20-2):
(1) 以穿刺点为中心消毒皮肤,消毒范围直径不小于 8 cm,待干。
(2) 在管道连接处贴减压贴,预防器械相关压力性损伤。
(3) 交叉固定动脉穿刺针针栓处,防止移位。
(4) 以穿刺点为中心,无张力覆盖抗菌敷料,注明更换日期和时间、更换人姓名。

（5）在距穿刺点约 5～10 cm 的位置，避开瘢痕、皱褶及关节处，用长 7 cm、宽 3 cm 的 3 M 胶布进行二次固定。

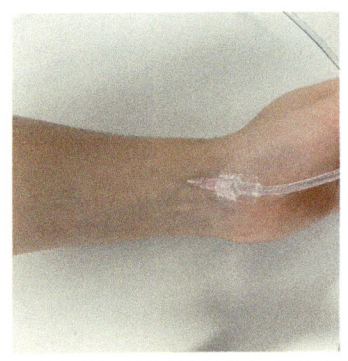
（1）消毒皮肤，以穿刺点为中心，消毒范围直径不小于 8 cm

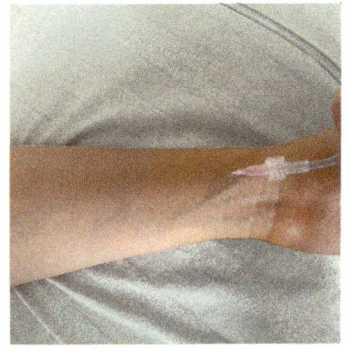
（2）戴无菌手套，管道连接处下方皮肤贴无菌减压贴

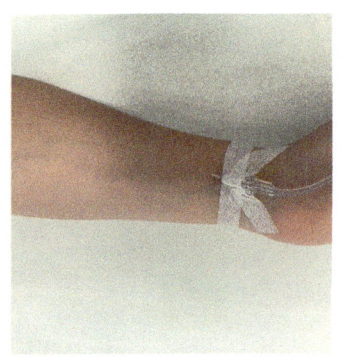
（3）交叉固定动脉穿刺针针栓处

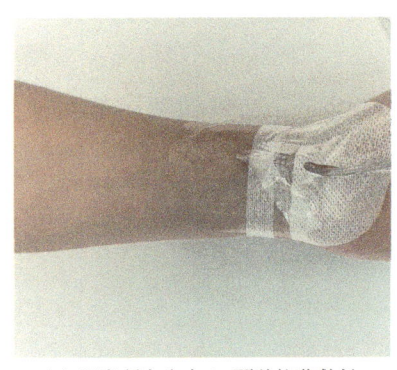
（4）以穿刺点为中心，覆盖抗菌敷料

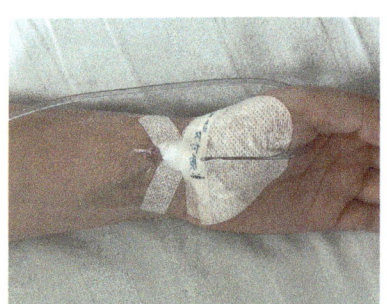
（5）注明敷料更换时间、更换人姓名

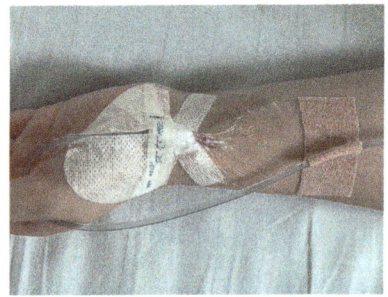
（6）在距穿刺点约 5～10 cm 的位置，用长 7 cm、宽 3 cm 的 3 M 胶布进行二次固定

图 20-2　动脉测压管固定流程

3. 管道标识：在距管道外端口 5 cm 处粘贴管道标识，注明管道名称、日期并签全名（见图 20-3）。

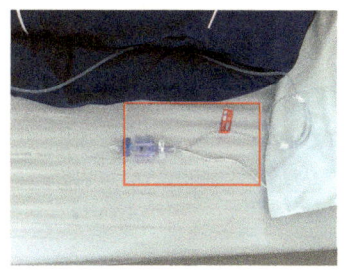 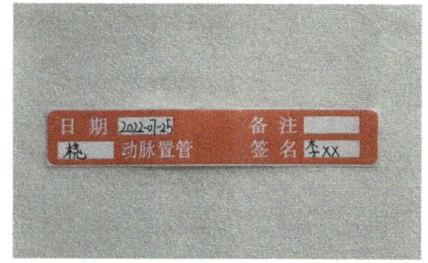

图 20-3　在距管道外端口 5 cm 处粘贴管道标识

4. 固定压力传感器：妥善安置压力传感器，使之与右心房在同一水平（平卧时相当于腋中线第四肋间水平）（见图 20-4）。

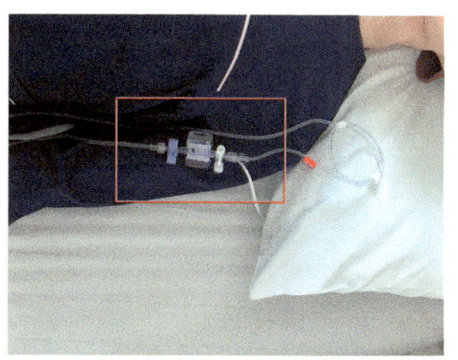

图 20-4　妥善安置压力传感器

三、注意事项

1. 保持有效固定，防止非计划拔管。

2. 固定无菌透明半透膜敷料每 7 天更换一次，潮湿、松动、污染时及时更换。

3. 防止管道漏液，保证测压管各接头连接紧密且管道内无气泡，防止气栓及监测数据的误差。

4. 严格无菌操作，预防导管相关性血流感染。

5. 翻身或体位改变后，应重新调整压力传感器位置，保证取值准确。

四、参考文献

[1] 杨毅,黄英姿.ICU监测与治疗技术[M].2版.上海:科学技术出版社,2018:151-184.

[2] 袁翠,肖艳艳,王轶,等.北京市三级医院ICU患者外周动脉导管留置与维护情况的调查研究[J].中华护理杂志,2021,56(6):861-866.

[3] 王轶,韩柳,袁翠,等.成人ICU患者外周动脉导管留置与维护的最佳证据总结[J].中华护理杂志,2020,55(4):600-606.

[4] 郭汉画,陈名桂,孔丽丽,等.重症患者动脉测压导管最佳更换策略的循证实践[J].护理学报,2021,28(2):37-41.

21. 主动脉内球囊反搏（IABP）管道固定技术

一、适应证

适用于主动脉内球囊反搏（IABP）管道的固定，主要用于药物治疗无效的低心排血量综合征、心肌缺血引起的急性心肌梗死、恶性心律失常、体外循环脱机困难或脱机后血压不能维持等需行 IABP 治疗的患者。

二、固定技术操作流程

1. 管道固定前评估，关键点包括（见图 21-1）：

（1）患者意识、病情、合作程度。

（2）管口处缝线情况：缝线是否完好，有无松脱等。

（3）穿刺点周围皮肤情况：有无红肿、渗血、血肿等。

（4）管路通畅情况：①管道在位，无打折、扭曲。②管道各连接处紧密，无松脱。③氦气管道内有无血液。④IABP 机器上监测波形是否正常。

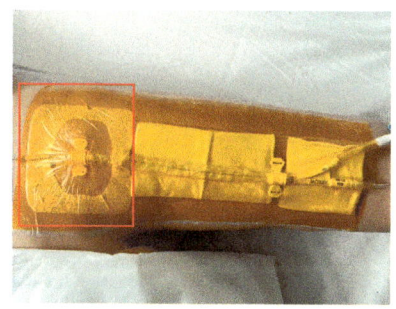

图 21-1　IABP 管道正常固定状态

（5）导管固定装置：有无污染、潮湿及松脱等。

2. 固定测压管，关键技术包括（见图 21-2）：

（1）消毒皮肤，以穿刺点为中心，消毒范围直径不小于 15 cm，同时消毒大腿处皮肤直至膝盖。

（2）以穿刺点为中心，用抗菌敷料覆盖穿刺处。

（3）体外导管下垫无菌纱布，预防器械相关压力性损伤。

（4）用抗菌手术膜（大小根据置管深度适当调节）覆盖穿刺点和体外导管。

(5) 标注敷料更换日期、更换人姓名。

(6) 测量穿刺处至 Y 型接口处距离，记录体外导管外露长度。

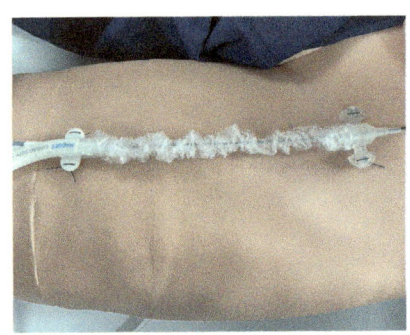

(1) 消毒穿刺点周围及大腿处皮肤

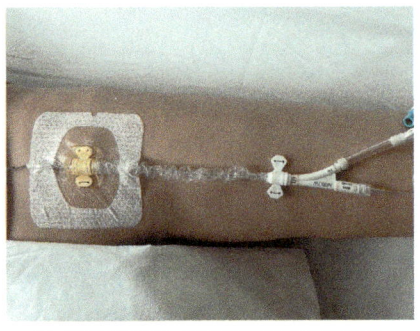

(2) 戴无菌手套，用抗菌敷料覆盖穿刺处

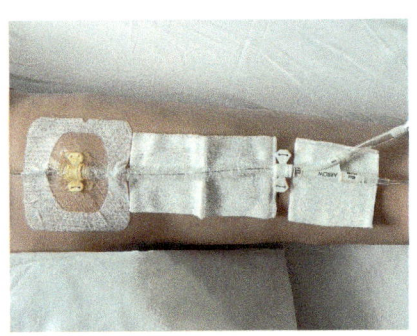

(3) 体外导管下方垫无菌纱布

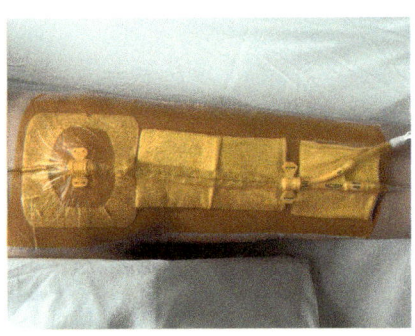

(4) 用抗菌手术膜覆盖穿刺点和体外导管处

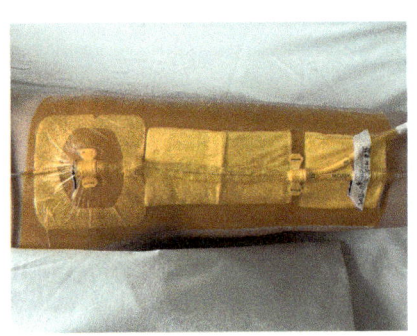

(5) 标注敷料更换日期、更换人姓名

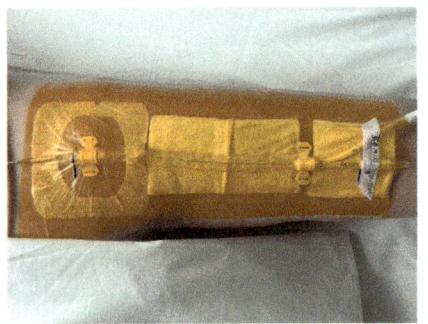

(6) 测量穿刺处至 Y 型接口距离，记录管道外露长度

图 21-2　IABP 管道固定流程

3. 管道标识：在距管道外端口 5 cm 处粘贴管道标识，注明管道名称、日期、外露刻度并签全名（见图 21-3）。

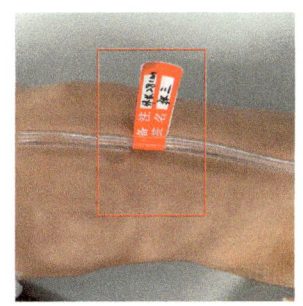 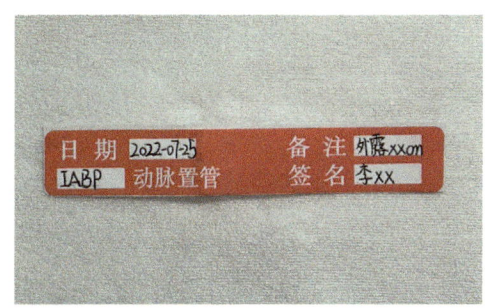

图 21-3　在距管道外端口 5 cm 处粘贴管道标识

三、注意事项

1. 保持有效固定,预防非计划拔管。
2. 固定敷料每周更换一次,潮湿、松动、污染时及时更换。
3. 严格无菌操作,预防导管相关性血流感染。
4. 保持管路通畅,避免管路扭曲、打折,每班测量导管外露长度,防止导管移位、脱出。
5. 协助采取舒适卧位,床头抬高应小于 30°,防止导管体内打折、移位;更换体位时,需专人固定 IABP 导管。

四、参考文献

[1] 杨毅,黄英姿.ICU 监测与治疗技术[M].2 版.上海:科学技术出版社,2018:198-208.

[2] 郭平,张琳,李永刚,等.心脏移植术后体外膜肺氧合联合主动脉内球囊反搏护理规范的构建[J].中华现代护理杂志,2021,27(15):2044-2049.

[3] 石丽,李庆印.冠状动脉旁路移植术后置入主动脉内球囊反搏护理专家共识[J].中华护理杂志,2017,52(12):1432-1439.

[4] 中国心脏重症主动脉内球囊反搏治疗专家委员会.主动脉内球囊反搏心脏外科围手术期应用专家共识[J].中华医学杂志,2017,97(28):2168-2175.

22. 体外膜肺氧合（ECMO）管道固定技术

一、适应证

适用于经皮切开置入体外膜肺氧合（ECMO）管道的固定，主要用于各种原因引起的呼吸衰竭和心脏衰竭需要 ECMO 辅助治疗的患者。

二、固定技术操作流程

1. 管道固定前评估，关键点包括（见图 22-1）：

（1）患者意识、病情、合作程度。

（2）管道情况：有无滑脱、移位（检查外露刻度）。

（3）管道缝线情况：缝线是否完整，有无松脱。

（4）穿刺点周围皮肤及伤口敷料情况：有无红肿、渗血、血肿、皮下出血等，伤口敷料有无破损、潮湿、污染。

（5）管道通畅情况：①管道在位，无打折、扭曲、挤压、异常抖动等。②管道各连接处紧密，无松脱。③检测膜式氧合器及管道内有无血栓（手电筒），并注意膜式氧合器有无黄色血浆渗出。

（6）导管固定装置情况：有无污染、潮湿及松脱等。

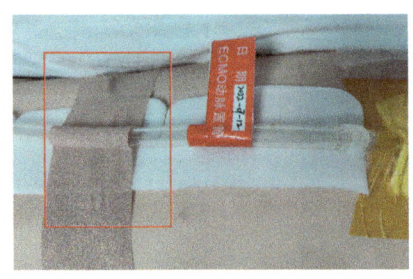
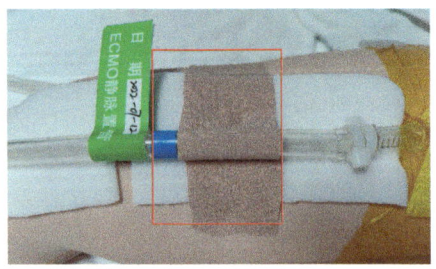

图 22-1　ECMO 管道正常固定状态

2. 固定 ECMO 管路，关键技术包括（见图 22-2）：

(1) 穿刺处覆盖无菌纱布,外用抗菌手术膜覆盖。

(2) 体外导管下方垫减压贴,预防器械相关压力性损伤。

(3) 避开贴膜、关节及瘢痕皱褶处,用长 15 cm、宽 8 cm 的 3 M 胶布在距离穿刺点 10～15 cm 处采用高举平台法固定管路。

(4) 同样的方法固定另一根动/静脉端管道。

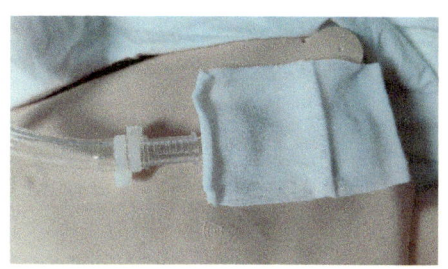

(1) 穿刺处覆盖无菌纱布,外用抗菌手术膜覆盖

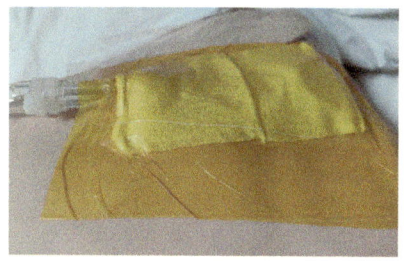

(2) 无菌纱布外覆盖抗菌手术膜

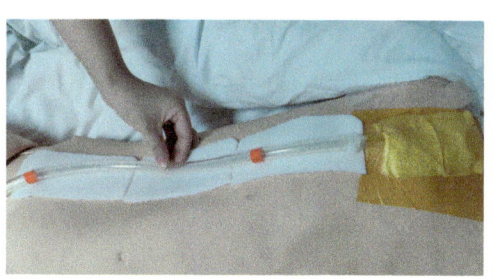

(3) 体外导管下方垫减压贴

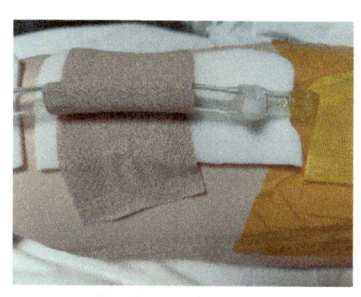

(4) 采用高举平台法固定管路

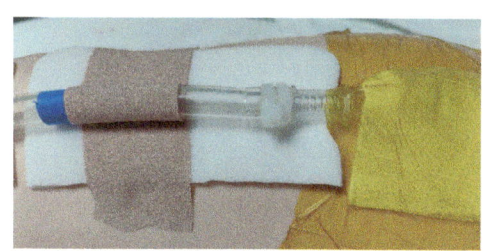

(5) 用同样的方法固定另一端管路

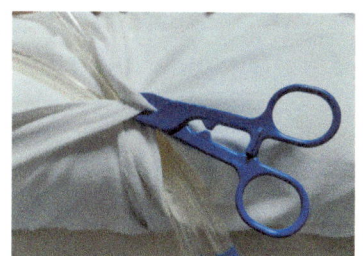

(6) 用钳子将两根管路固定于床单上

图 22-2 ECMO 管路固定流程

3. 管道标识:在距管道外端口 5 cm 处粘贴管道标识,注明管道名称、日期、外露刻度等并签全名(见图 22-3):

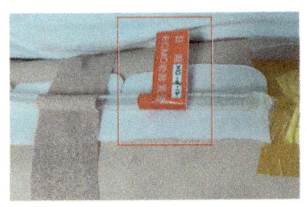
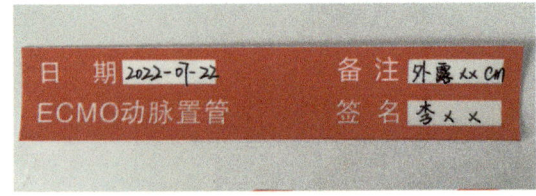
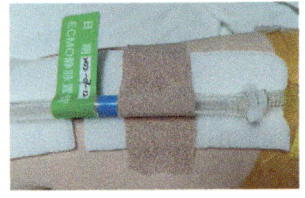
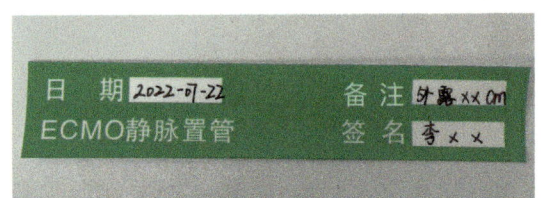

图 22-3　管道标识距管道外端口 5 cm

三、注意事项

1. 严格无菌操作,预防导管相关性血流感染。
2. 保持有效固定,预防非计划拔管。
3. 保持管路通畅,避免管路扭曲、打折,每班测量导管外露长度,防止导管移位、脱出。
4. 更换体位时,需专人固定 ECMO 管路。
5. 固定敷料污染、松脱、卷边时应随时更换。

四、参考文献

[1] 杨毅,黄英姿.ICU 监测与治疗技术[M].2 版.上海:上海科学技术出版社,2018:208-214.

[2] 邹兰娟,宋亚敏,凌云.5 例儿童心脏移植术后应用 ECMO 辅助的护理[J].护理学报,2021,28(12):62-64.

[3] 邹文静,杨林杰,高兴莲,等.扩张型心肌病行急诊 ECMO 加经皮心房分流器桥接心脏移植患者的护理[J].护理学杂志,2022,37(12):32-35.

23. 空肠造瘘管固定技术

一、适应证

适用于空肠造瘘管的固定,主要用于食管癌术后经空肠造瘘行早期肠内营养的患者。

二、固定技术操作流程

1. 管道固定前评估,关键点包括(见图23-1):

(1) 患者意识、病情、合作程度。

(2) 管口处缝线情况:缝线是否完好,有无松脱等。

(3) 管口周围皮肤情况:有无红肿、渗血、渗液等。

(4) 管道通畅情况:①管道有无扭曲、折叠、受压;②冲洗管道有无阻力。

(5) 管道固定装置情况:有无污染、潮湿及松脱等。

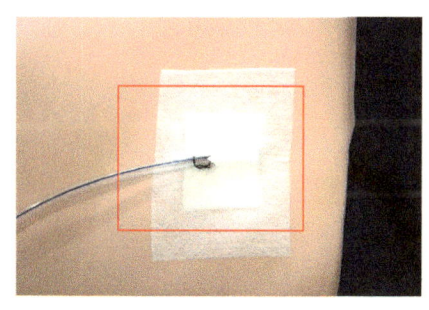 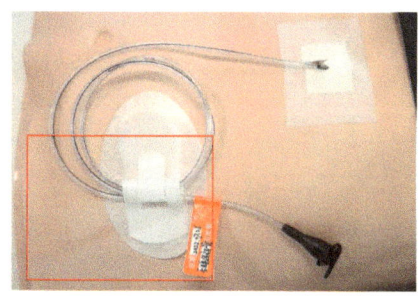

图23-1 管口缝线及空肠造瘘管正常固定状态

2. 固定空肠造瘘管,关键技术包括:

(1) 置管处皮肤进行缝线固定。

(2) 在距置管处约10 cm的位置,避开伤口敷料及瘢痕皱褶处,使用体表导管固定装置进行二次固定(见图23-2)。

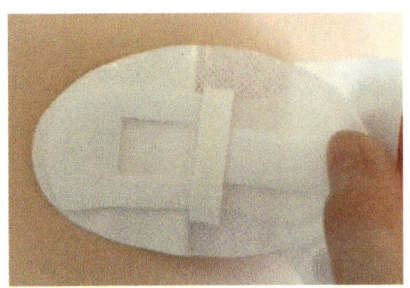
（1）清洁皮肤后，将固定贴粘于皮肤上

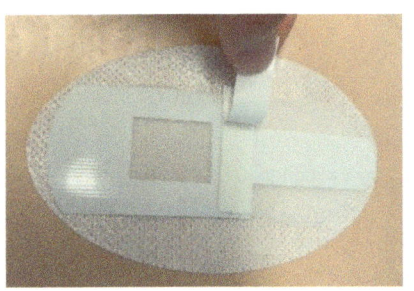
（2）撕开中间的贴纸

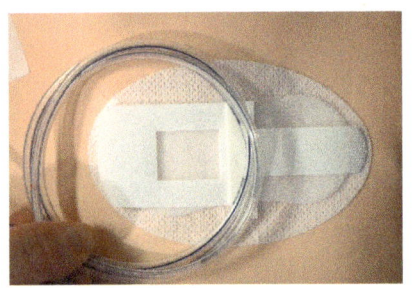
（3）采用高举平台法，空肠造瘘管预留适宜长度，以 8～10 cm 为直径盘绕固定（约 2～3 圈）于粘胶上

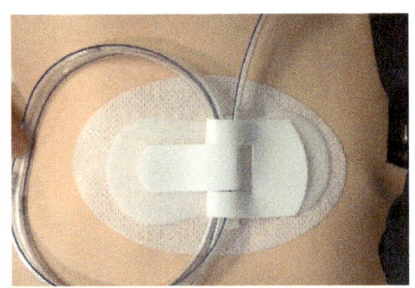
（4）粘贴左右搭扣，轻拉空肠造瘘管道检查牢靠程度

图 23-2　空肠造瘘管固定流程

3. 管道标识：在距管道外端口 5 cm 处粘贴管道标识，注明管道名称、日期、置入刻度等并签全名（见图 23-3）。

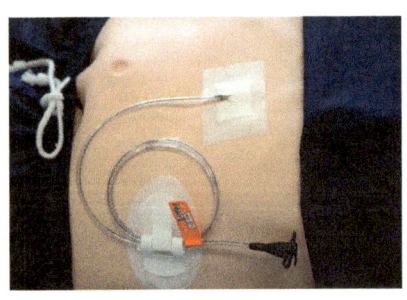
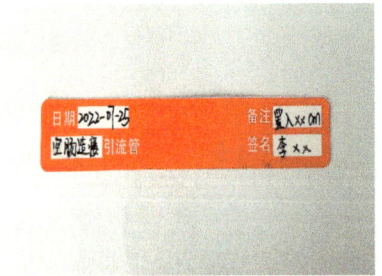

图 23-3　管道标识距管道外端口 5 cm

三、注意事项

1. 保持有效固定，防止非计划拔管。

2. 导管固定装置每周更换,潮湿、松动、污染时应立即更换。

3. 保持管道通畅,于给药前后、输注前后、连续输注 4～6 h 后分别进行三次冲洗,每个环节均使用 38～40 ℃的温开水 20～30 ml 冲洗管路。

四、参考文献

[1] 汪曲新.食管癌术后经空肠造瘘早期肠内营养的规范化护理操作[J].吉林医学,2020,41(4):981-982.

[2] JATOI A, LOPRINZI C L. The role of parenteral and enteral/oral nutritional support in patients with cancer[EB/OL].[2022-06-08]. http://uptodate.com/contents/the-role-of-parenteral-and-enteral-oral-nutritional-support-in-patients-with-cancer.

[3] 张海林,许勤.重症护理学[M].北京:人民卫生出版社,2020:261-264.

24. PiCCO 导管固定技术

一、适应证

适用于 PiCCO 导管的固定,主要适用于脉搏指示连续心输出量分析法(PiCCO)评估心输出量(CO)、血管内容量状态、静脉补液治疗反应性和组织灌注等参数的休克及低血容量的患者。

二、固定技术操作流程

1. 导管固定前评估,关键点包括(见图 24-1):

(1) 患者意识、病情、合作程度。

(2) 导管缝线情况:缝线是否完好,有无松脱等。

(3) 穿刺部位情况:有无红肿、渗血、渗液、硬结等。

(4) 导管通畅情况:①管道有无扭曲、折叠、受压;②监测压力波形是否正常。

(5) 导管固定装置情况:有无污染、潮湿及松脱等。

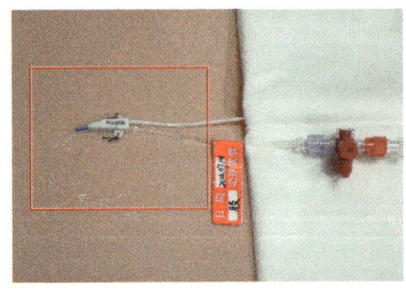
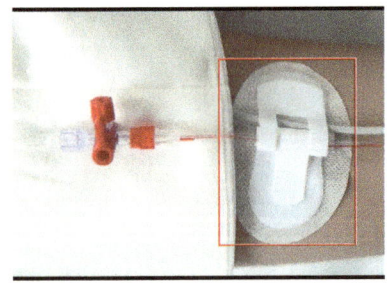

图 24-1 导管缝线及 PiCCO 管道正常固定状态

2. 固定 PiCCO 导管,关键技术包括:

(1) 以穿刺点为中心,使用无菌贴膜进行固定。

(2) 在距穿刺处约 15~20 cm 的位置(大腿中部),避开贴膜、三通及瘢痕皱褶处,使用体表导管固定装置进行二次固定(见图 24-2)。

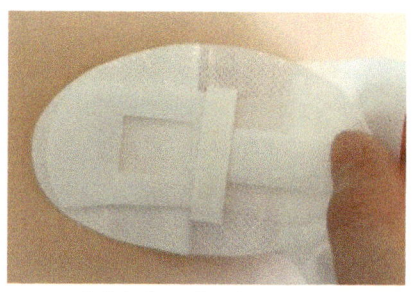
(1) 清洁皮肤后,将固定贴粘于皮肤上

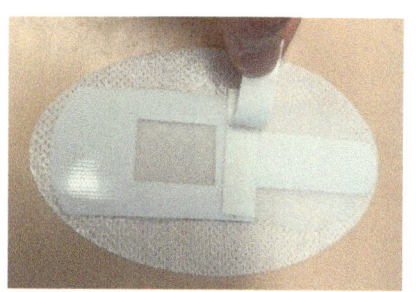
(2) 撕开中间的贴纸

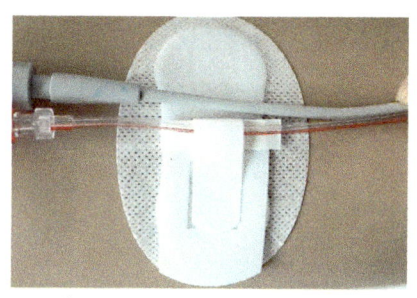
(3) 将 PiCCO 导管换能器连接管预留适宜长度后固定于粘胶上,将左右侧搭交叉固定温度缆线

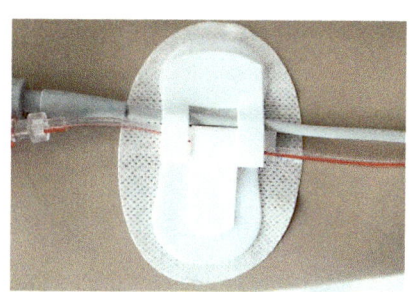
(4) 轻拉 PiCCO 导管换能器连接管检查牢靠程度

图 24-2　PiCCO 导管固定流程

3. 管道标识:在距管道外端口 5 cm 处粘贴管道标识,注明管道名称、日期、并签全名(见图 24-3)。

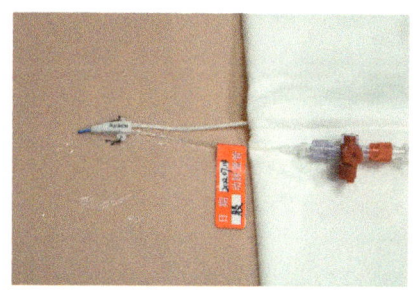
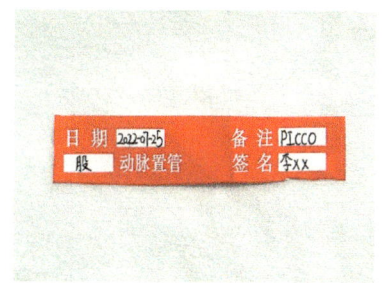

图 24-3　管道标识距管道外端口 5 cm

三、注意事项

1. 保持有效固定,防止非计划性拔管。

2. 导管固定装置（包括无菌贴膜及体表导管固定装置）每周更换，潮湿、松动、污染时应立即更换。

3. 维持正常的压力波形状态，保证监测有效性。

四、参考文献

［1］THEODORE A C，CLERMONT G，DALTON A. Intra-arterial catheterization for invasive monitoring：Indications, insertion techniques, and interpretation［EB/OL］.［2022-11-02］. http：//uptodate.com/contents/8174.

［2］张海林，许勤. 重症护理学［M］. 北京：人民卫生出版社，2020：183-185.

25. Swan-Ganz 导管固定技术

一、适应证

适用于 Swan-Ganz 导管的固定,主要用于使用 Swan-Ganz 导管监测肺动脉压(PAP)、肺动脉楔压(PAWP)、右房压(RAP)等多种血流动力学参数,评估心脏的前、后负荷以及泵血功能的患者。

二、固定技术操作流程

1. 导管固定前评估,关键点包括(见图 25-1):
(1) 患者意识、病情、合作程度。
(2) 导管缝线情况:缝线是否完好,有无松脱等。
(3) 穿刺部位情况:有无红肿、脓性分泌物渗出、硬结等。
(4) 导管通畅情况:①管道有无扭曲、折叠、受压;②压力波形是否正常。
(5) 导管固定装置情况:有无污染、潮湿及松脱等。

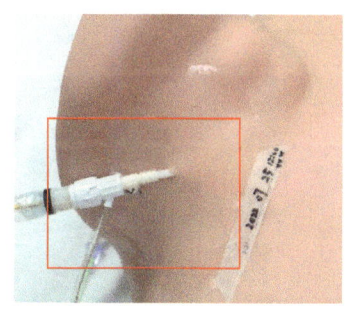
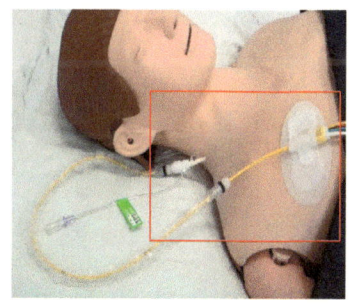

图 25-1　导管缝线及 Swan-Ganz 导管正常固定状态

2. 固定 Swan-Ganz 导管,关键技术包括:
(1) 以穿刺点为中心,使用无菌贴膜进行固定。
(2) 避开电极片、贴膜、三通及瘢痕皱褶处,使用体表导管固定装置于前胸进行二次固定(见图 25-2)。

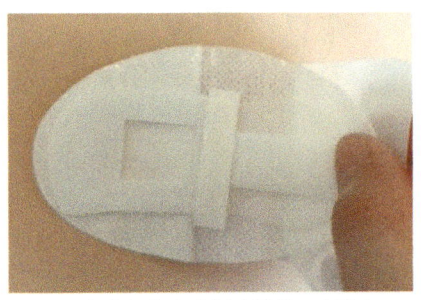
（1）清洁皮肤后,将固定贴粘于皮肤上

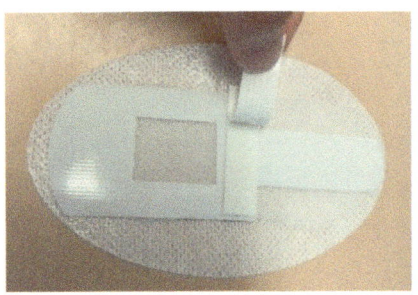
（2）撕开中间的贴纸

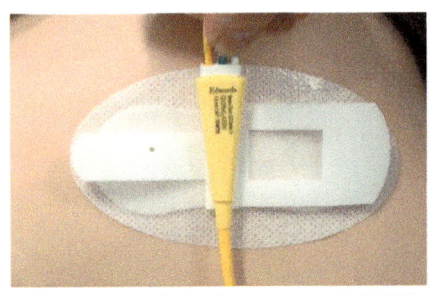
（3）采用高举平台法,将 Swan-Ganz 导管缆线预留适宜长度,粘贴于固定贴上

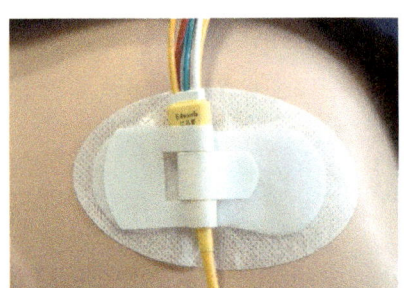
（4）左右搭扣交叉粘贴固定,轻拉 Swan-Ganz 导管缆线检查牢靠程度

图 25-2　Swan-Ganz 管道固定流程

3. 管道标识:在距鞘管外端口 5 cm 处粘贴管道标识,注明管道名称、日期、置入刻度等并签全名(见图 25-3)。

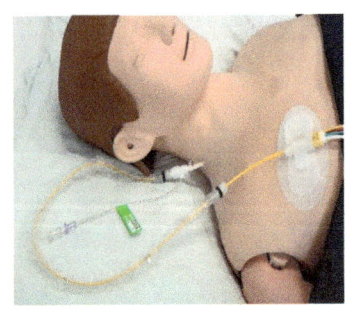
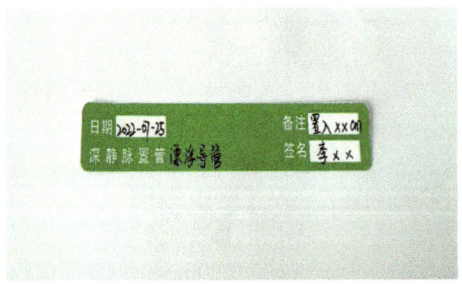

图 25-3　管道标识距鞘管外端口 5 cm

三、注意事项

1. 保持有效固定,防止非计划拔管。

2. 导管固定装置(包括无菌贴膜及体表导管固定装置)每周更换,潮湿、松动、污染时应立即更换。

3. 维持正常的压力波形状态,保证监测有效性。

四、参考文献

[1] 亚洲急危重症协会中国腹腔重症协作组.重症患者中心静脉导管管理中国专家共识(2022版)[J].中华消化外科杂志,2022,21(3):313-322.

[2] WEINHOUSE G L, PARSONS P E, FINLAY G. Pulmonary artery catheters: Insertion technique in adults[EB/OL].[2021-06-24]. http://www.uptodate.com/contents/pulmonary-artery-catheters-insertion-technique-in-adults.

[3] 张海林,许勤.重症护理学[M].北京:人民卫生出版社,2020:181-183.

26. 经皮肝穿刺胆道（PTCD）引流管固定技术

一、适应证

适用于经皮肝穿刺胆道（PTCD）引流管的固定，主要用于胆道梗阻性黄疸、胆瘘、胆管严重感染的患者。

二、固定技术操作流程

1. 管道固定前评估，关键点包括（见图 26-1）：

（1）患者意识、病情、合作程度。

（2）管道状况：有无破损、移位。

（3）管口处缝线情况：缝线是否完好，有无松脱等。

（4）管口周围皮肤情况：有无损伤或感染等。

（5）管道引流情况：①管道是否通畅：有无扭曲、折叠、受压。②引流液 400～700 ml/d，若引流液<100 ml/d 应及时查找原因。

（6）引流管固定装置情况：有无污染、潮湿及松脱等。

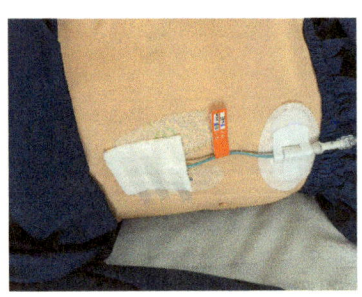 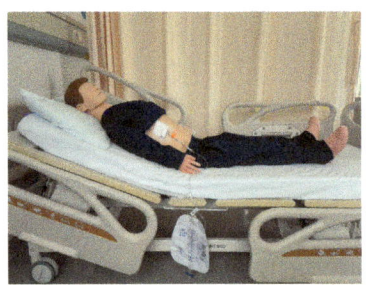

图 26-1　PTCD 引流管正常固定状态

2. 固定经皮肝穿刺胆道引流管，关键技术包括：

（1）在距导管穿刺点约 1 cm 处置入导管固定装置卡槽，顺着导管出口方向固定于皮肤上。注：无菌敷料（纱布、棉垫、敷贴或透明敷料）应完全覆盖穿刺点及导管固定装置,用胶带固定纱布或棉垫(见图 26-2)。

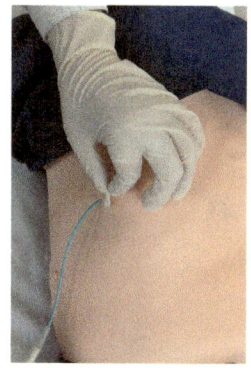

(1) 用酒精擦拭固定部位

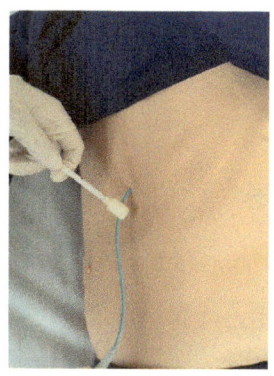

(2) 用皮肤保护剂擦拭引流管

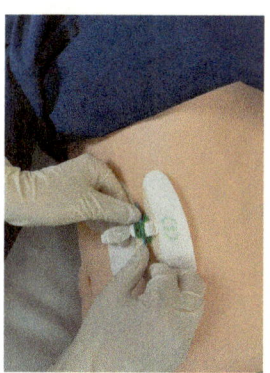

(3) 在距导管穿刺点约 1 cm 处置入固定装置卡槽

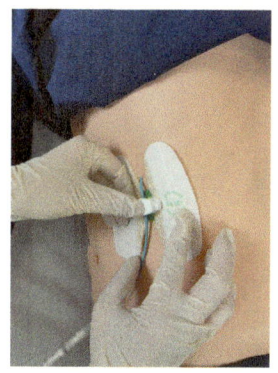

(4) 确认导管正确放入卡槽,然后关闭固定装置盖子

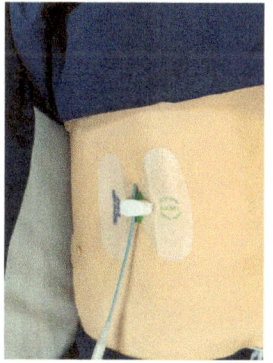

(5) 撕下蝴蝶状背部保护纸,一次一侧,粘贴于皮肤上

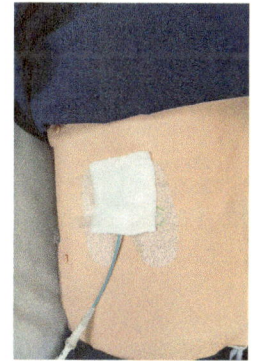

(6) 无菌敷料完全覆盖穿刺口及导管固定装置,然后用胶带固定无菌敷料

图 26-2 导管固定装置固定管道穿刺点流程

(2) 在距引流管口处约 10～15 cm 的位置,避开切口敷料及瘢痕皱褶处,使用体表导管固定装置进行二次固定(见图 26-3)。

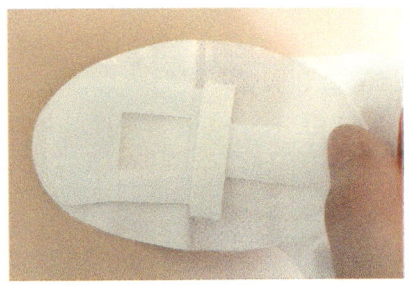

(1) 清洁皮肤后,将固定贴粘于皮肤上

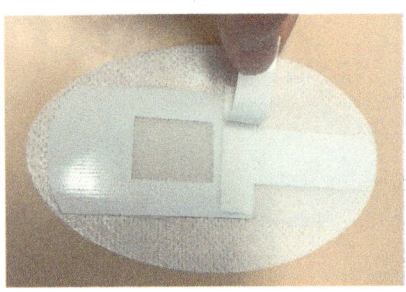

(2) 撕开中间的贴纸

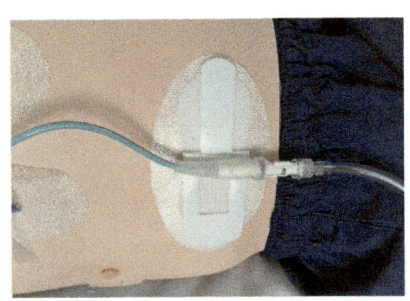

(3) 采用高举平台法,将引流管外留适宜长度后粘在固定贴上

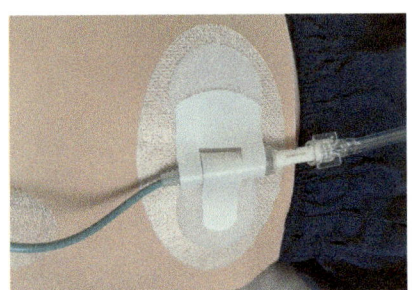

(4) 将左右侧粘扣交叉固定,轻拉管路检查牢固程度

图 26-3　导管固定装置固定管道流程

3. 管道标识:在距管道外端口 5 cm 处粘贴管道标识,注明管道名称、日期、外露刻度等并签全名(见图 26-4)。

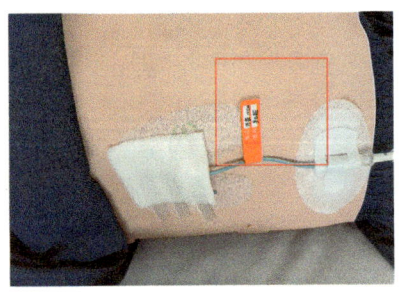

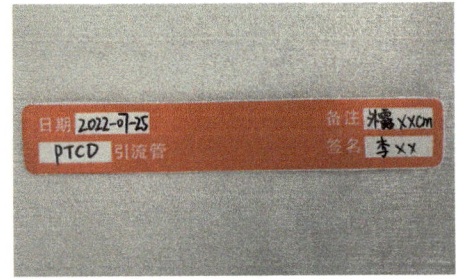

图 26-4　管道标识距管道外端口 5 cm

4. 固定引流袋

(1) 注明管道名称、引流袋使用起始时间与失效时间。

（2）术后保持引流袋低于穿刺口平面,避免反流(见图 26-5)。

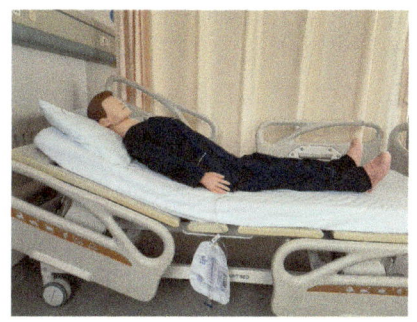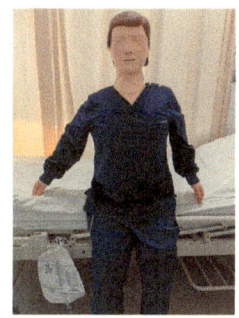

图 26-5　引流袋低于穿刺口平面

（3）术后根据患者病情试行夹闭管道,每次夹管时间从用餐前 30 min 至餐后 2 h,如无不适,逐渐延长夹管时间,直至全天夹管(图 26-6)。

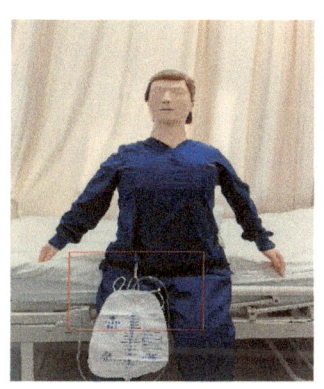

图 26-6　夹闭经皮肝穿刺胆道引流管

三、注意事项

1. 保持有效固定,防止非计划拔管。
2. 固定装置根据敷料材质定期更换,潮湿、松动、污染时应立即更换。
3. 保持有效引流,预防相关并发症。

四、参考文献

［1］中国抗癌协会肿瘤微创治疗专业委员会护理分会,中国医师协会介入医师分会介入围手术专业委员会,中华医学会放射学分会第十五届放

射护理工作组.经皮肝穿刺胆道引流术管路护理专家共识[J].中华现代护理杂志,2020,26(36):4997-5003.

［2］中国抗癌协会肿瘤介入学专业委员会.梗阻性黄疸经皮肝穿刺胆道引流及支架植入术专家共识(2018)[J].临床肝胆病杂志,2019,35(3):504-508.

［3］李乐之,路潜.外科护理学[M].7版.北京:人民卫生出版社,2021.

［4］陈孝平,张英泽,兰平.外科学[M].10版.北京:人民卫生出版社,2024.

27. 肠系膜上(脾)静脉导管固定技术

一、适应证

适用于肠系膜上(脾)静脉导管的固定,主要用于门静脉高压行经颈静脉肝内门体分流术进行门静脉压力监测、造影、溶栓治疗的患者。

二、固定技术操作流程

1. 管道固定前评估,关键技术包括(见图 27-1):
(1) 患者意识、病情、合作程度。
(2) 穿刺处皮肤情况:有无红肿、瘀斑、血肿等。
(3) 管道通畅情况:有无扭曲、折叠、受压。
(4) 管道固定装置情况:有无污染、潮湿或松脱等。

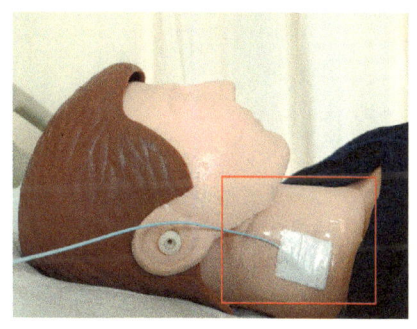 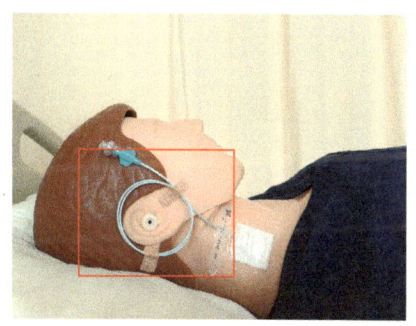

图 27-1 肠系膜上(脾)静脉导管正常固定状态

2. 管道固定,关键技术包括:
(1) 穿刺处管道固定流程(参照中心静脉置管护理常规)(见图 27-2)。

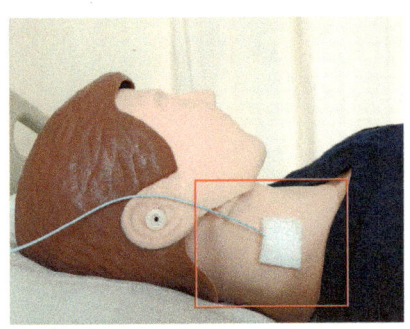
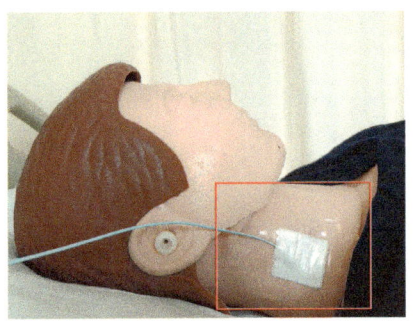

(1) 消毒穿刺处及周围皮肤,无菌棉垫覆盖　　　(2) 透明敷料覆盖

图 27-2　肠系膜上(脾)静脉导管穿刺处固定流程

(2) 管道外端绕圈,直径 5～8 cm/圈,采用高举平台法将体表导管固定装置"Ω"形固定于脸颊及耳后(避开头发),管道外端口接分隔膜无针密闭式输液接头(见图 27-3)。

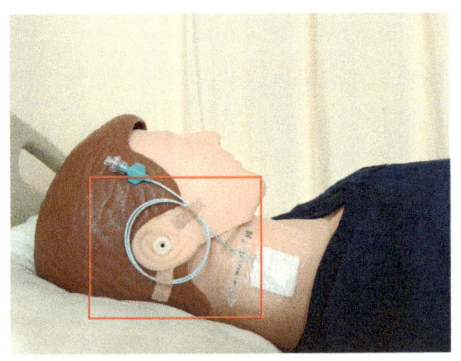

图 27-3　肠系膜上(脾)静脉导管外端固定方法

3. 管道标识:在距管道外端口 5 cm 处粘贴管道标识,注明管道名称、日期、置入刻度并签全名(见图 27-4)。

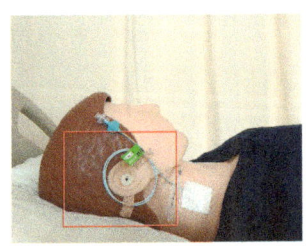
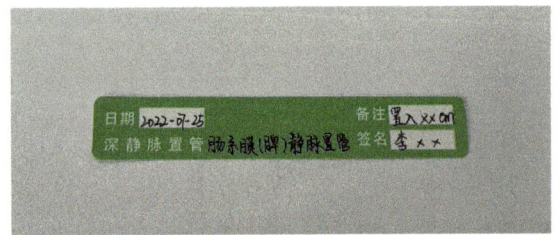

图 27-4　管道标识距管道外端口 5 cm

三、注意事项

1. 保持有效固定,防止非计划拔管。
2. 管口处敷料 48 小时更换,潮湿、污染或松动时应立即更换。
3. 每日按要求行管道维护,保持管道通畅,以便行门静脉压力监测、造影及溶栓治疗。

四、参考文献

[1] 中华医学会放射学分会护理工作组.门静脉高压患者经颈静脉肝内门体静脉分流术护理管理专家共识[J].介入放射学杂志,2022,31(2):117-124.

[2] 蔡高坡,化召辉,徐鹏,等.经 TIPS 途径治疗门静脉血栓[J].中华普通外科杂志,2019,34(4):336-339.

[3] 中华护理学会静脉输液治疗专业委员会.临床静脉导管维护操作专家共识[J].中华护理杂志,2019,54(9):1334-1342.

[4] 杨华,王倩,诸葛宇征,等.土三七致肝小静脉闭塞病患者行经颈静脉肝内门体分流术的护理[J].中国临床研究,2020,33(5):703-705.

28. 胰腺囊肿(脓肿)引流管固定技术

一、适应证

适用于携带胰腺囊肿(脓肿)引流管的患者,主要用于胰腺假性囊肿、胰腺脓肿行经皮穿刺的引流。

二、固定技术操作流程

1. 管道固定前评估,关键点包括(见图 28-1):

(1) 患者意识、病情、合作程度。

(2) 管道在位情况:观察外露长度。

(3) 管口周围情况:缝线是否完好,有无松动;皮肤有无红肿、渗液等。

(4) 管道引流情况:①管道是否通畅:有无扭曲、折叠、受压。②引流液是否正常:观察引流液的颜色、性质、量。

(5) 引流管固定装置情况:有无污染、潮湿或松脱等。

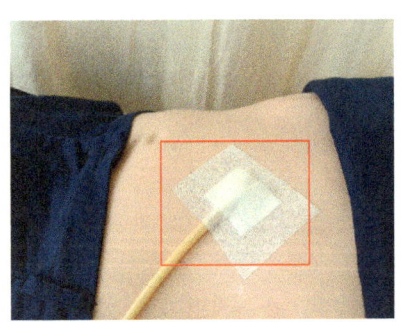
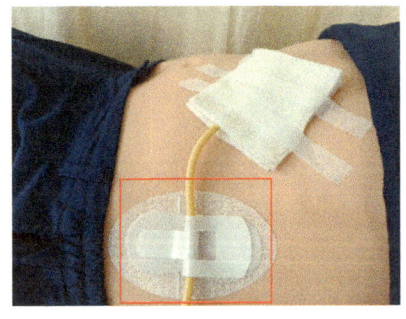

图 28-1 胰腺囊肿(脓肿)引流管正常固定状态

2. 固定胰腺囊肿(脓肿)引流管,关键技术包括(见图 28-2):

(1) 管口处固定:用无菌敷料覆盖管口,用 Y 型剪口纱布开口向上固定管道,用无菌纱布覆盖,胶带固定。

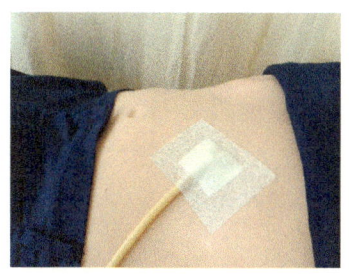
（1）用无菌敷料敷贴

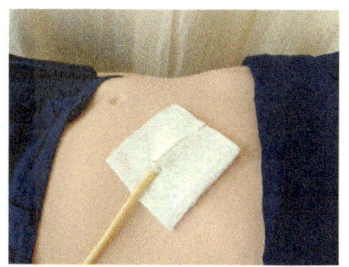
（2）用 Y 型剪口纱布固定管道

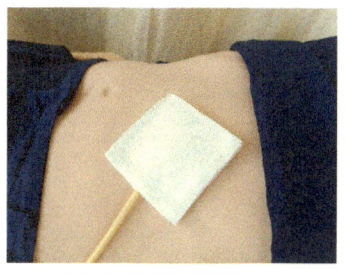
（3）用无菌纱布覆盖

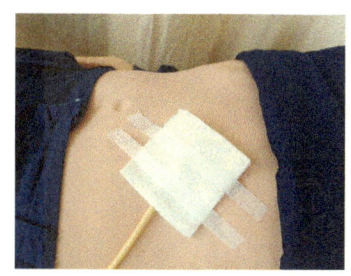
（4）用两条胶带固定

图 28-2　胰腺囊肿（脓肿）引流管管口处固定流程

（2）管道外端固定：在距离管口处约 10～15 cm 的位置，避开管口敷料及瘢痕皱褶处，使用体表导管固定装置进行二次固定（见图 28-3）。

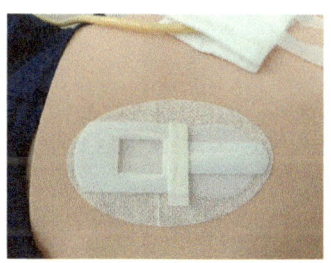
（1）清洁皮肤，将固定贴粘于皮肤上

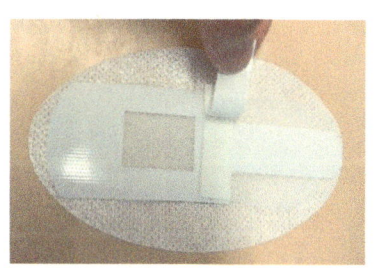
（2）撕去中间的贴纸

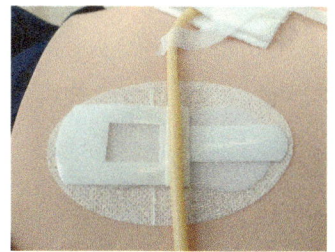
（3）采用高举平台法，将管道粘于固定贴上

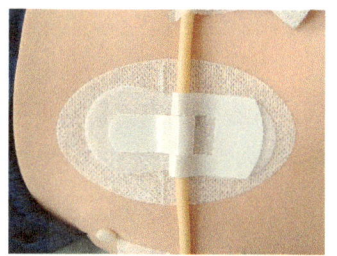
（4）用固定贴左右粘扣交叉固定管道

图 28-3　胰腺囊肿（脓肿）引流管外端固定流程

3. 管道标识:在距管道外端口 5 cm 处粘贴管道标识,注明管道名称、日期、外露刻度并签全名(见图 28-4)。

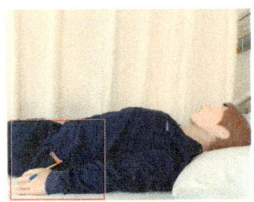 

图 28-4　管道标识距管道外端口 5 cm

4. 固定引流袋:引流管接引流袋,注明管道名称、引流袋使用起始时间与失效时间,保持引流袋低于管口平面(见图 28-5)。

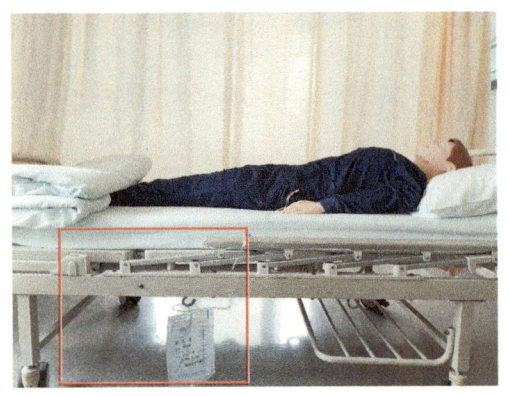

图 28-5　引流袋低于管口平面

三、注意事项

1. 保持有效固定,防止非计划拔管。
2. 固定装置根据敷料材质定期更换,潮湿、松动或污染时应立即更换。
3. 保持有效引流,促进囊肿(脓肿)消退。

四、参考文献

[1] 中华医学会外科学分会胰腺外科学组.中国急性胰腺炎诊治指南(2021)[J].中国实用外科杂志,2021,41(7):739-746.

［2］谭蕾,高青.重症急性胰腺炎合并胰腺假性囊肿的诊治研究进展［J］.现代医药卫生,2021,37(16):2772-2775.

［3］傅丽,黄金钰,邱秀燕,等.经皮穿刺引流术治疗胰腺脓肿的护理［J］.结直肠肛门外科,2018,24(S2):354-355.

29. 三腔二囊管固定技术

一、适应证

适用于留置三腔二囊管的患者,主要用于肝硬化并发门静脉高压症患者食管胃底静脉曲张破裂所致上消化道出血的紧急救治。

二、固定技术操作流程

1. 管道固定前评估,关键点包括(见图 29-1):

(1) 管道在位情况:检查并确认管道置入刻度,约 65 cm。

(2) 管口处皮肤情况:皮肤是否完好,有无压迫鼻黏膜等。

(3) 三腔二囊管管道及气囊情况:①管道是否通畅:有无扭曲、折叠、受压。②气囊压力正常值:胃囊内注气 150～200 ml,囊内压力约 50 mmHg (6.7 kPa);食管囊内注气约 100 ml,囊内压力约 40 mmHg(5.3 kPa)(具体压力科根据临床实际情况及个体差异动态调整)。

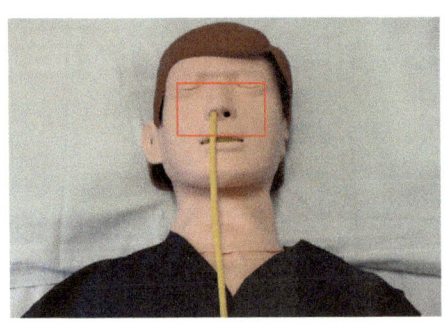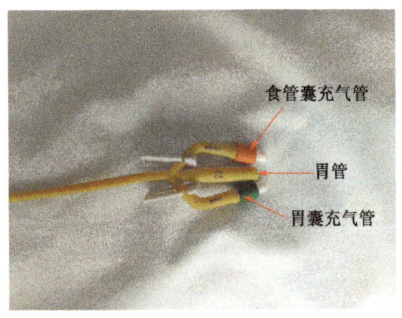

图 29-1 三腔二囊管管口皮肤及气囊注气通道

2. 固定三腔二囊管,关键技术包括:

(1) 保持有效牵引:管道外端以牵引绳连接 0.5 kg 牵引砣,经牵引架持续牵引(见图 29-2)。

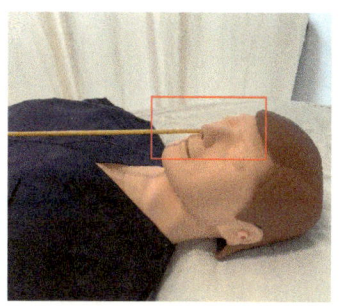 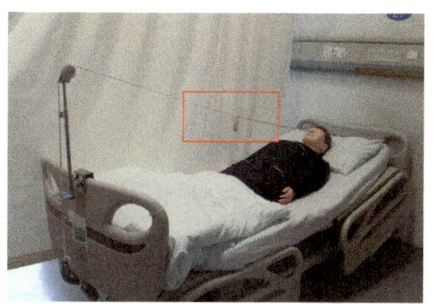

(1) 管道位于鼻腔中央,缓缓向外牵拉,并在管道外露鼻腔处做标记,以便观察管道是否移位、滑脱

(2) 管道外端以牵引绳牵拉,牵引绳与躯体尽可能平行

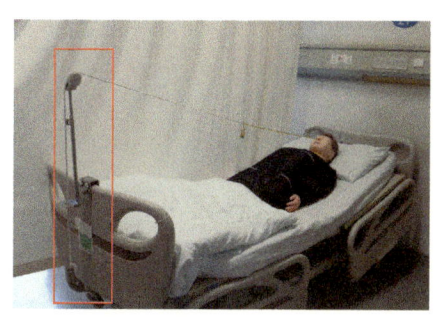

(3) 牵引架不宜过高,牵引砣垂直悬挂,定期测量气囊压力。每 12～24 小时放气 15～30 分钟,放松牵引一次

图 29-2　三腔二囊管牵引装置固定流程

(2) 放松牵引后:放出囊内气体,保留管道继续观察 24 小时,运用固定装置固定管道(见图 29-3)。

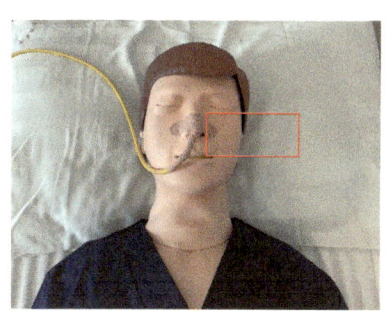 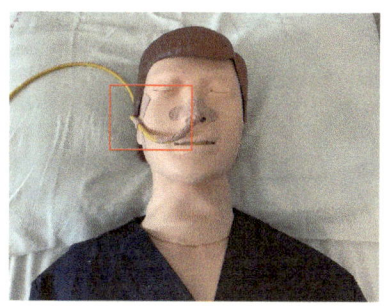

(1) 清洁鼻翼、面部皮肤,使用第 1 条胶布进行倒"Y"形固定

(2) 面颊部使用第 2 条胶布进行高举平台法"Ω"形固定

图 29-3　三腔二囊管气囊放松时管道固定流程

3. 管道标识:在距管道外端口 5 cm 处粘贴管道标识,注明管道名称、日期、置入刻度等并签全名(见图 29-4)。放松牵引后,需重新测量管道外露长度。

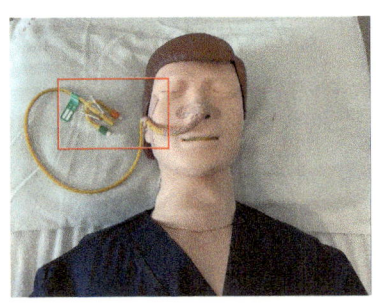
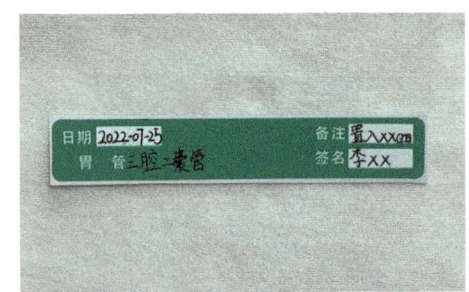

图 29-4　管道标识距管道外端口 5 cm

4. 连接负压引流器:将胃管连接负压引流器(无须持续负压吸引),负压引流器上标注管道名称、负压引流器使用起始时间与失效时间(见图 29-5)。

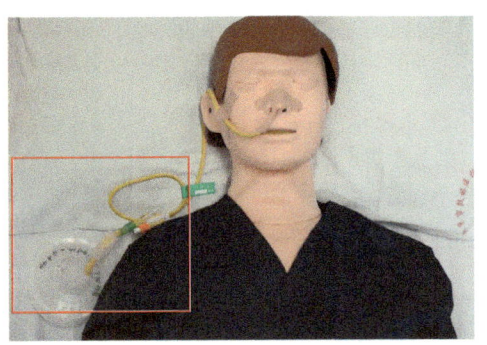

图 29-5　连接负压引流器并保持通畅

三、注意事项

1. 保持有效固定,躁动或伴有肝性脑病的患者,必要时试用约束用具,防止非计划性拔管。

2. 固定装置应定期更换,污染、松动、潮湿时及时更换,更换时检查局部有无压力性损伤。

3. 保持有效引流,观察有无再出血。

四、参考文献

[1] 尤黎明,吴瑛.内科护理学[M].6版.北京:人民卫生出版社,2017:344-352.

[2] 中国医师协会急诊医师分会,中华医学会急诊医学分会,全军急救医学专业委员会,等.急性上消化道出血急诊诊治流程专家共识(2020版)[J].中华急诊医学杂志,2021,30(1):15-24.

[3] 杨连粤,白雪莉.肝硬化门静脉高压症食管、胃底静脉曲张破裂出血诊治专家共识(2019版)[J].中国实用外科杂志,2019(12):1241-1247.

30. 三腔喂养管固定技术

一、适应证

适用于三腔喂养管的固定,主要用于重症胰腺炎、肠瘘及晚期胃癌的患者。

二、固定技术操作流程

1. 管道固定前评估,关键点包括(见图30-1):

(1) 患者意识、病情、合作程度。

(2) 皮肤状况:管道留置侧鼻腔、鼻翼及脸颊皮肤有无压红或破溃。

(3) 管道在位状况:置入刻度是否准确;三腔喂养管弧度是否自然,有无压迫鼻翼。

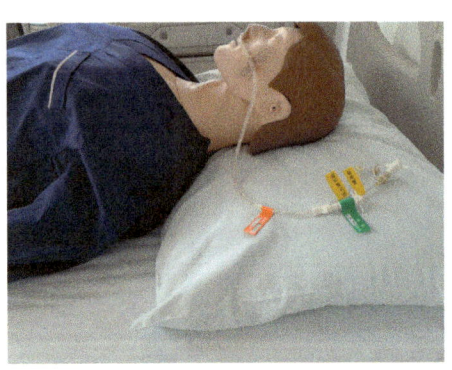
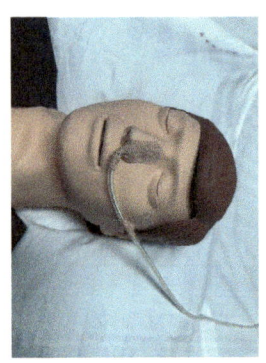

图30-1 三腔喂养管正常固定状态

2. 固定三腔喂养管,关键技术包括:鼻翼处使用第1条胶布进行倒"Y"形固定,面颊部使用第2条胶布进行高举平台法"Ω"形固定(见图30-2)。

3. 管道标识:在距管道外端口5 cm处粘贴管道标识,注明管道名称、日期、置入刻度等并签全名(见图30-3)。

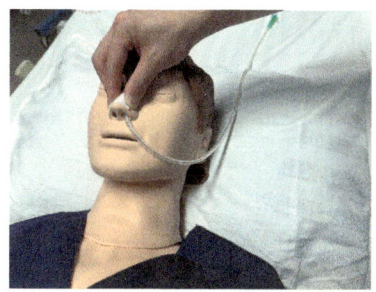
(1) 酒精棉片清洁鼻翼部、面部及耳后附近皮肤

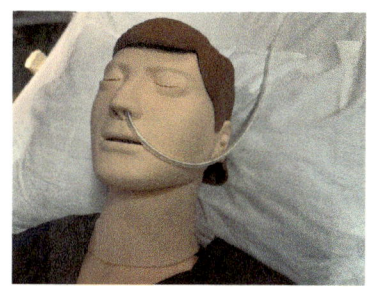
(2) 调整三腔喂养管弧度,确保弧度自然,避免压迫鼻翼

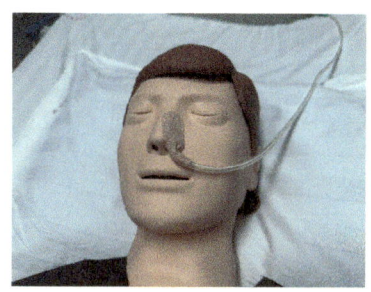
(3) 鼻翼处使用第1条胶布进行倒"Y"形固定

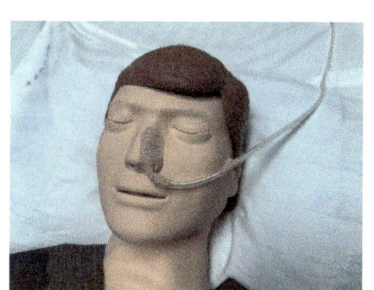
(4) 面颊部使用第2条胶布进行高举平台法"Ω"形固定

图 30-2　三腔喂养管固定流程

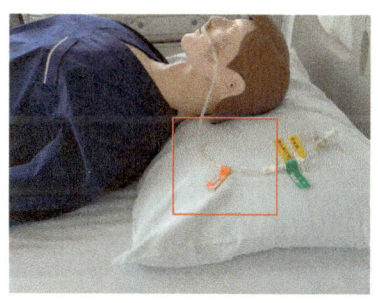
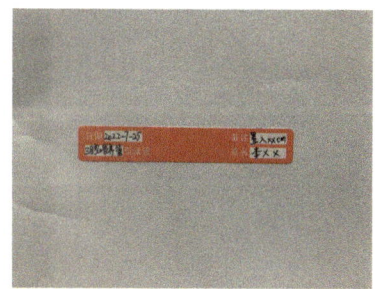

图 30-3　管道标识距管道外端口 5 cm

三、注意事项

1. 保持有效固定,防止非计划拔管。
2. 固定装置根据敷料材质定期更换,潮湿、松动或污染时应立即更换。
3. 保证有效引流,预防相关并发症。

四、参考文献

[1] 中华护理学会.T/CNAS20—2021 成人鼻肠管的留置与维护[S].北京:中国标准出版社,2021.

[2] 吴莉莉,吴诺一,王剑剑,等.重症急性胰腺炎患者鼻肠管固定方法的改良及应用[J].中华护理杂志,2018,53(10):1279-1280.

[3] 李宾宾,关玉霞,吴楠,等.三腔喂养管在临床护理中的应用研究进展[J].护理研究,2017,31(12):1419-1422.

31. 真空封闭引流(VSD)管固定技术

一、适应证

适用于真空封闭引流管的固定,主要用于糖尿病足溃疡、气性坏疽及手术切口感染等复杂、难愈性创面治疗的患者。

二、固定技术操作流程

1. 管道固定前评估,关键点包括(见图31-1):

(1) 患者的病情、意识、合作程度。

(2) 创面VSD材料:覆盖敷料应完全封闭,且创面敷料及引流管接头处无漏气。

(3) 负压应处于规定范围内:负压大小以能吸出积血积液,且不使引流管阻塞为准;负压维持在 $-125 \sim -450$ mmHg($-0.017 \sim -0.06$ MPa)之间。

(4) 管道通畅,引流管管道形态正常;评估引流液的颜色、性质及量,观察有无新鲜血液。

(5) 及时观察覆盖敷料处皮肤及肢体的血运情况。

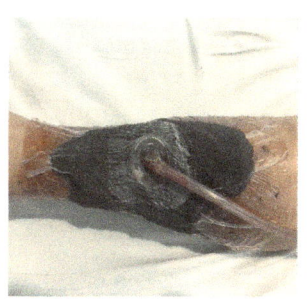 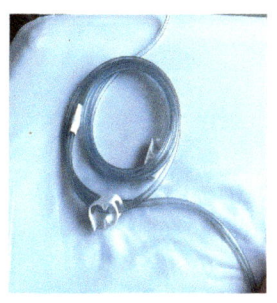 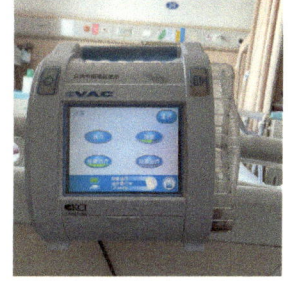

(1) 创面处敷料塌陷　　(2) 管道管型存在　　(3) 负压在规定范围内

图 31-1　管道固定前评估

2. 固定VSD管,关键技术包括(见图31-2):

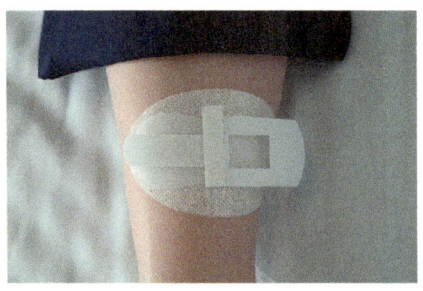
（1）清洁皮肤后，将固定贴粘于皮肤上

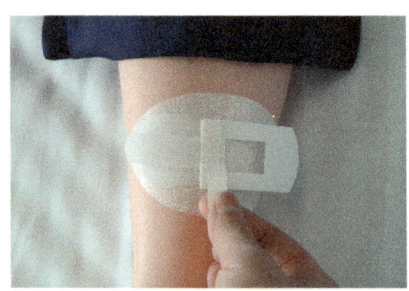
（2）撕开中间的贴纸

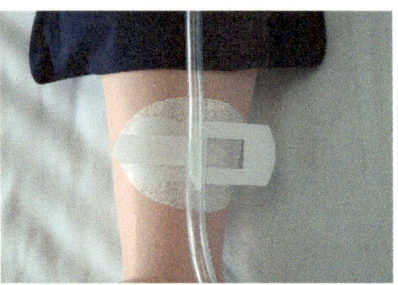
（3）采用高举平台法，将引流管外留适宜长度后粘贴引流管

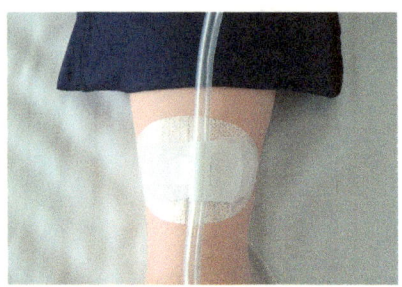
（4）粘贴左右两侧粘扣，轻拉导管检查牢靠程度

图 31-2　VSD 管固定流程

3. 管道标识：在距管道外端口 5 cm 处粘贴管道标识，注明管道名称、日期、外露刻度等并签全名（见图 31-3）。

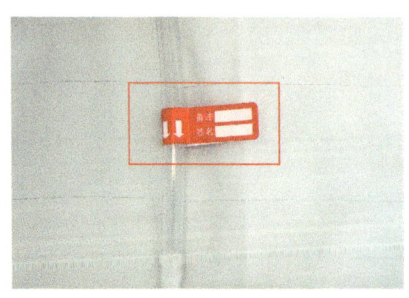
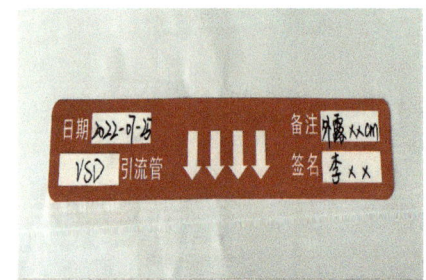

图 31-3　管道标识距管道外端口 5 cm

三、注意事项

1. 保持有效固定，防止非计划拔管。
2. 保持管道通畅，防止扭曲、打折。

3. 保持有效引流,促进伤口愈合。

4. 保持创面密闭,避免按压泡沫敷料,贴膜后不要牵扯引流管。

四、参考文献

［1］田永明.临床常见管道护理指南［M］.成都:四川科技出版社,2021.

［2］蒋鹏翔.VSD在气性坏疽中的应用及临床疗效观察［D］.重庆:重庆医科大学,2018.

32. 血滤单针双腔导管固定技术

一、适应证

适用于血滤单针双腔导管的固定,主要用于各种原因所致的急、慢性肾功能衰竭且尚未建立永久性血管通路及急性中毒、严重的水电解质酸碱平衡紊乱等需要临时实施血液净化治疗的患者。

二、固定技术操作流程

1. 管道固定前评估,关键点包括(见图 32-1):

(1) 患者的病情、意识、合作程度。

(2) 管道缝线情况:缝线是否完好,有无松脱。

(3) 管口周围皮肤情况:有无红、肿、热、痛等感染迹象,穿刺点有无渗血、渗液及分泌物。

(4) 管道是否在位:外露刻度。

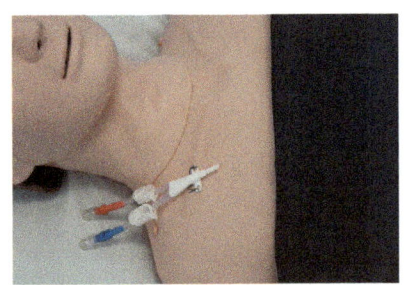

图 32-1 血滤单针双腔导管正常固定状态

2. 固定血滤单针双腔导管关键技术(见图 32-2)。

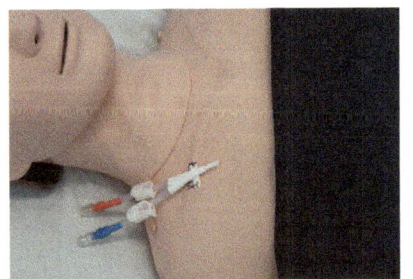

(1) 使用碘伏棉签螺旋式消毒局部皮肤、导管及缝线处,消毒范围 3 半径≥15 cm,至少消毒 2 遍,待干

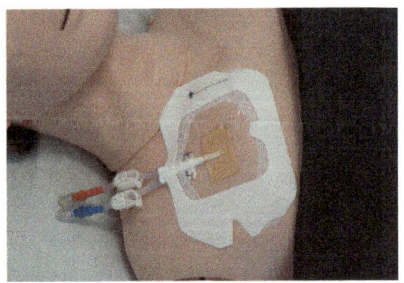

(2) 以穿刺点为中心,无张力垂直放下葡糖酸氯己定敷料,由中心向外塑形,排尽空气

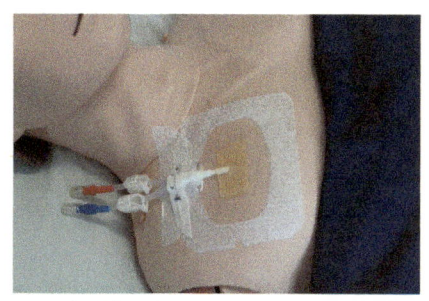 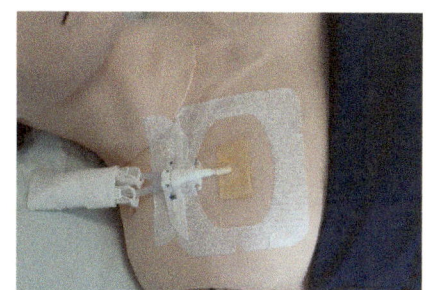

(3) 除去薄膜外边框,边撕边按压薄膜,并粘贴填写换膜日期　　　　(4) 用无菌纱布包裹导管末端

图 32-2　血滤单针双腔导管固定流程

3. 管道标识:在无菌透明敷贴下方粘贴管道标识,注明管道名称、日期(置管)、外露刻度等并签全名(见图 32-3)。

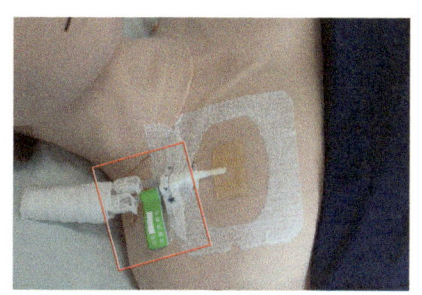 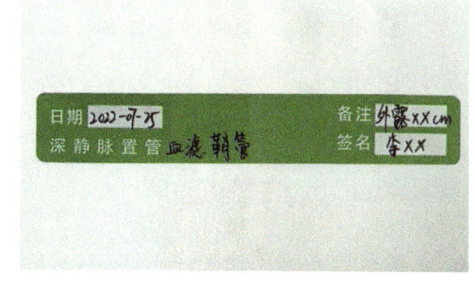

图 32-3　粘贴管道标识

三、注意事项

1. 保持有效固定,防止非计划拔管。
2. 固定装置根据敷料材质定期更换,潮湿、松动或污染时应立即更换。
3. 保持管道通畅,防止扭曲、打折。

四、参考文献

[1] 中国医院协会血液净化中心分会血管通路工作组.中国血液透析用血管通路专家共识(第 2 版)[J].中国血液净化,2019,18(6):365-381.

[2] 田永明.临床常见管道护理指南[M].成都:四川科技出版社,2021.

33. 胸壁真空负压引流管固定技术

一、适应证

适用于胸壁真空负压引流管的固定,主要用于乳腺良性肿瘤和乳腺恶性肿瘤切除患者。

二、固定技术操作流程

1. 管道固定前评估,关键点包括(见图33-1):

(1) 患者意识、病情、合作程度。

(2) 管口处缝线情况:缝线是否完好,有无松脱等。

(3) 管口周围皮肤情况:有无红肿、渗液及分泌物等。

(4) 胸壁真空负压管引流情况:①管道是否通畅:有无扭曲、折叠、受压。②引流液是否正常:观察引流液的颜色、性质、量。③负压是否正常:负压引流装置负压维持在有效状态(-95 kPa)。

(5) 引流管固定装置情况:有无污染、潮湿及松脱等。

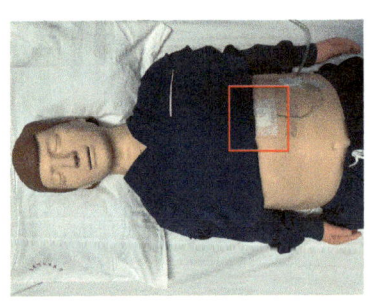
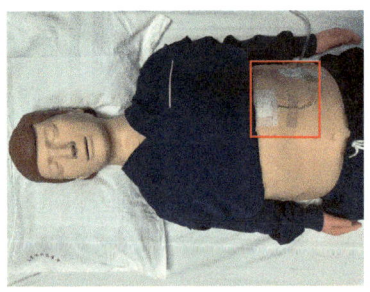

图33-1 胸壁真空负压引流管正常固定状态

2. 固定胸壁真空负压引流管,关键技术包括:

(1) 在引流管细管位置,避开切口敷料及瘢痕皱褶处,使用3M胶布采用高举平台法固定(见图33-2)。

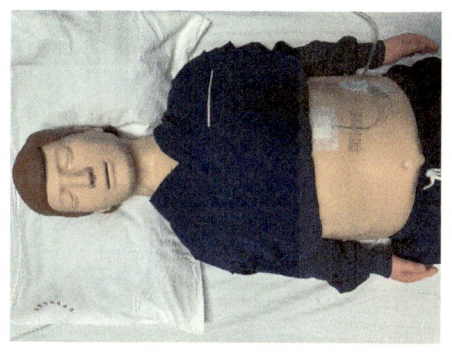

图 33-2 用 3 M 胶布采用高举平台法固定细管道

(2) 在引流管粗管部分用体表固定装置进行二次固定(见图 33-3)。

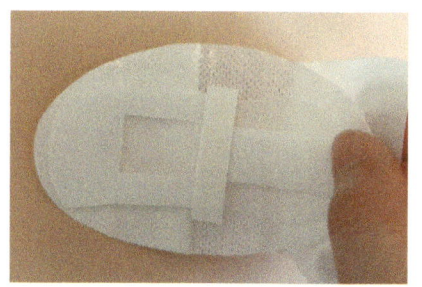

(1) 清洁皮肤后,将固定贴粘于皮肤上

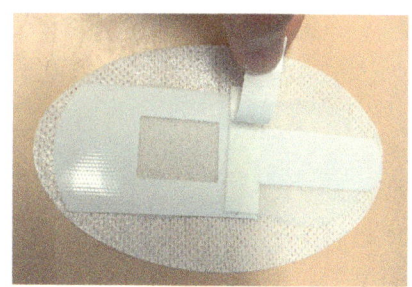

(2) 撕开中间的贴纸

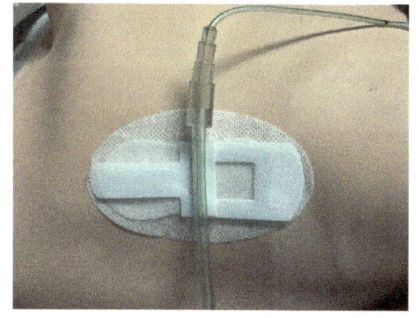

(3) 采用高举平台法,将引流管外留适宜长度后粘在固定贴上

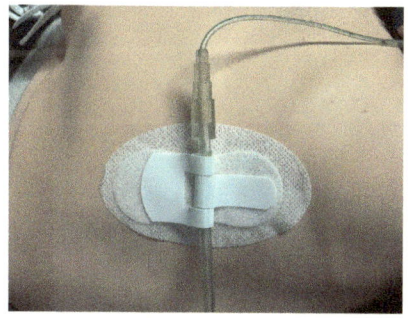

(4) 将左右侧粘扣交叉固定,轻拉胸壁引流管检查牢靠程度

图 33-3 导管固定装置二次固定粗管道

3. 管道标识:在距胸壁真空负压瓶与引流管连接处 5 cm 的位置粘贴管道标识,注明管道名称、日期、外露刻度等并签全名(见图 33-4)。

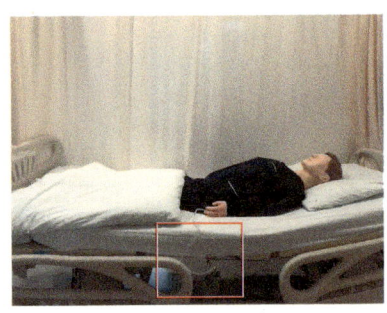 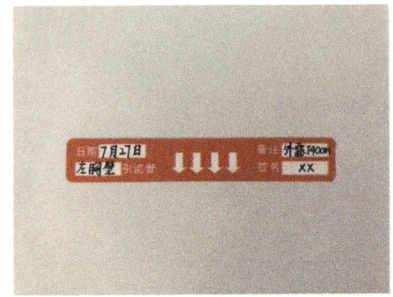

图 33-4　管道标识距引流瓶接口 5 cm

4. 固定负压引流瓶

（1）注明管道名称、引流瓶使用起始时间与失效时间。

（2）术后带管期间保持真空负压引流瓶低于胸部切口平面。

（3）将胸壁真空负压引流瓶妥善安置，卧床时置于患侧床边妥善固定，防止牵拉（见图 33-5）。

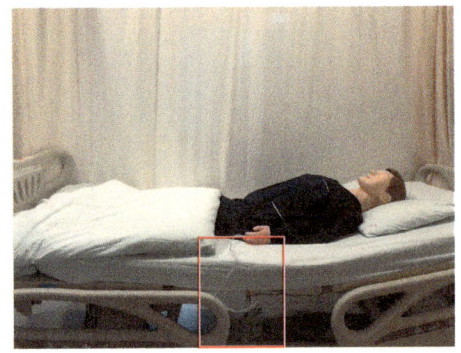

图 33-5　负压引流瓶低于切口平面并妥善固定

三、注意事项

1. 保持有效固定，防止非计划拔管。
2. 固定装置根据敷料材质定期更换，潮湿、松动、污染时及时更换。
3. 保持持续有效负压引流状态。一旦负压减小，立即通知医生处理。

四、参考文献

［1］王浩,王婷.河南省肿瘤诊疗质量控制中心乳腺癌术后放射治疗专

家共识[J].中华肿瘤防治杂志,2021,28(22):1703-1709.

[2] 中国抗癌协会乳腺癌专业委员会.中国抗癌协会乳腺癌诊治指南与规范(2019年版)[J].中国癌症杂志,2019,29(8):609-679.

[3] 张剑辉,栾世超,周宪方,等.乳腺癌改良根治术后引流方法效果分析[J].肿瘤学杂志,2018,24(11):1132-1134.

[4] 李乐之.外科护理学[M].6版.北京:人民卫生出版社,2017:248-249.

34. 肾造瘘管固定技术

一、适应证

适用于肾造瘘管的固定,主要用于引流尿液,清除残留结石,降低肾盂感染等留置肾造瘘管的患者。

二、固定技术操作流程

1. 管道固定前评估,关键点包括(见图34-1):

(1) 患者意识、病情、合作程度。

(2) 肾造瘘管口周围皮肤情况:有无红肿、渗液及分泌物等。

(3) 管道是否在位:造瘘管外露长度。

(4) 管道引流情况:①管道是否通畅:有无扭曲、折叠、受压。②引流液颜色、性状和量。

(5) 肾造瘘管固定装置情况:有无污染、潮湿及松脱等。

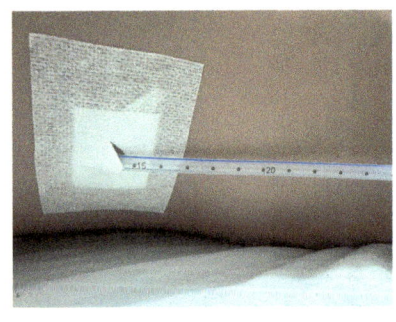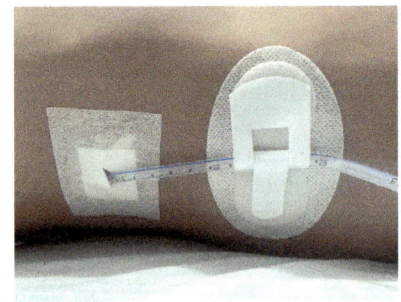

图34-1　肾造瘘管正常固定状态

2. 固定肾造瘘管,关键技术包括(见图34-2):

(1) 在造瘘口与固定装置之间预留适宜的长度,以便患者活动和引流。

(2) 在距离造瘘口10~15 cm处,避开伤口及瘢痕皱褶处,使用体表导管固定装置进行二次固定。

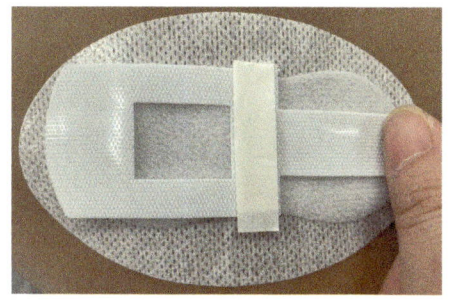
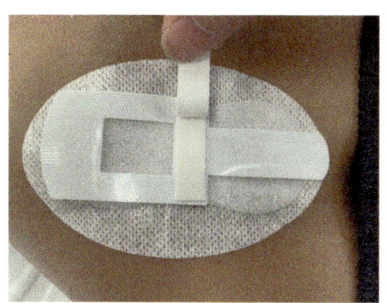

(1) 清洁皮肤后,将固定贴粘于皮肤上　　(2) 撕开中间的贴纸

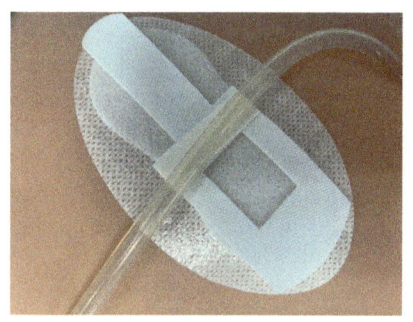
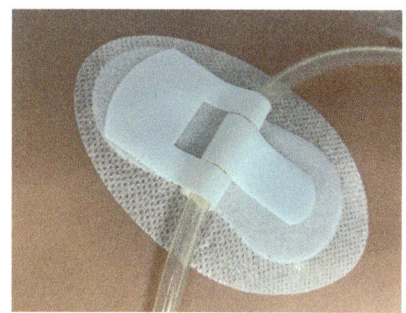

(3) 采用高举平台法,将引流管外留适宜长度后粘在固定贴　　(4) 将导管固定器双侧交叉包裹引流管,轻拉管道检查牢靠程度

图 34-2　肾造瘘管固定流程

3. 管道标识：在距管道外端口 5 cm 处贴上管道标识,注明管道名称、日期、外露刻度等并签全名(见图 34-3)。

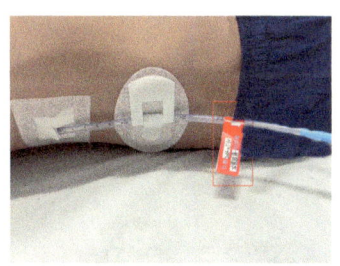
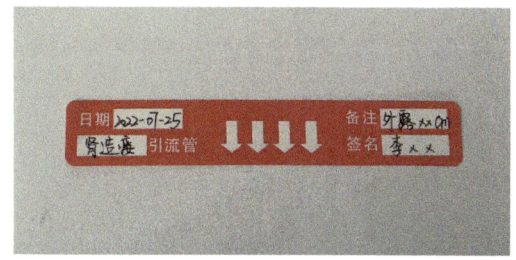

图 34-3　在距管道外端口 5 cm 处贴上标识

4. 固定引流袋：注明管道名称、引流袋使用起始时间与失效时间。保持引流袋低于肾造瘘口水平(见图 34-4),避免接触地面。患者离床活动时,引流管及引流袋应妥善安置。搬运时应夹闭肾造瘘管,防止尿液逆流。

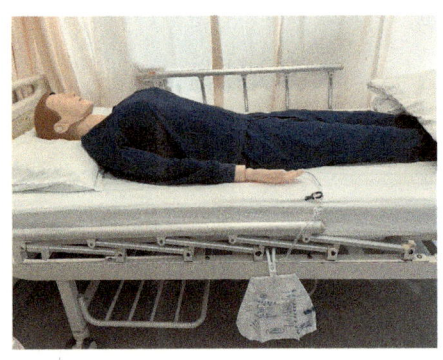 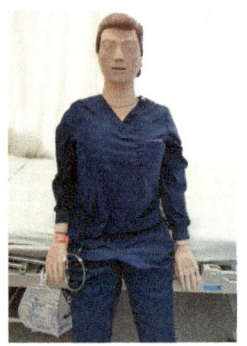

图 34-4　引流袋低于肾造瘘口水平

三、注意事项

1. 保持有效固定,防止非计划拔管。
2. 固定装置根据敷料材质定期更换,潮湿、松动或污染时应立即更换。
3. 保持有效引流,避免相关并发症。

四、参考文献

[1] 郭应禄,那彦群,叶章群,等.中国泌尿外科和男科疾病诊断治疗指南(2019版)[M].北京:科学出版社,2020:814-815.

[2] 中华医学会泌尿外科学分会结石学组.经皮肾镜取石术中国专家共识[J].中华泌尿外科杂志,2020,41(6):401-404.

[3] 宁岩,肖凌凤.经皮肾镜碎石取石术围手术期护理进展[J].中华腔镜泌尿外科杂志(电子版),2020,14(1):68-72.